Un arrêt en plein vol avec Charcot

Livre témoignage

Un témoignage de Maryline Blein
Sous la plume de Franceline Bürgel

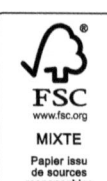

© 2019, Blein, Maryline; Burgel, Franceline
Edition : Books on Demand,
12/14 rond-Point des Champs-Elysées, 75008 Paris
Impression : BoD - Books on Demand, Norderstedt, Allemagne
ISBN : 9782322140602
Dépôt légal : août 2019

À mon père

Lucien, mon père

Papa est né en 1942, à Dakar, au Sénégal. Son père était français, de la région d'Aoste et sa mère du Cap-Vert, plus précisément de l'île de Fogo. Ils s'étaient rencontrés au Sénégal. Lui était dans l'armée, elle était gouvernante chez des personnes aisées. Un jour, mon grand-père a été invité chez ces gens-là et il est tombé amoureux de leur gouvernante. Ils se sont mariés et ont eu sept enfants : René, Lucien, Marcelle, Maurice, Marie-Jeanne, Simone et Jean-Pierre. La famille a vécu au Sénégal. Puis, les enfants ayant grandi, ils sont venus s'installer à Lyon dans les années 1950, plus précisément rue Bossuet, vers La Part-Dieu. Lucien avait alors une douzaine d'années.

Mon père était très respectueux envers ses parents, ce qui en a fait un enfant chéri, choyé. Il était très proche, très lié à sa mère, toujours dans ses jupes. Elle adorait son fils. Mes grands-parents l'avaient baptisé Lucien, mais l'ont toujours appelé Jeannot, parce qu'il aimait jouer au lapin lorsqu'il était petit. Ce diminutif lui est resté toute sa vie.

Déjà en Afrique, lorsqu'il était tout jeune, papa était sensible à la musique. En arrivant à Lyon, il a manifesté l'envie de jouer d'un instrument. Ses parents l'ont inscrit en classe d'accordéon où il a obtenu le deuxième prix du conservatoire de Lyon. Je conserve une photo de lui prise ce grand jour, en tailleur et chemise blanche surmontée d'un nœud papillon. Il était déjà très élégant. Il a beaucoup apprécié le conservatoire.

Mon grand-père lui a dit : « Si tu travailles bien à l'école, je t'offrirai ton premier accordéon pour tes 18 ans. » Mon père était ravi de cette annonce, il a obtenu son instrument.

Papa était assez secret. Il ne racontait pas tout, mais je suppose qu'il avait eu une belle enfance. Lorsqu'il l'évoquait, il avait le sourire. Il me racontait ses blagues avec les copains qu'il a gardés. Mais il en parlait au détour d'une conversation, par petites touches. Ce n'était pas un conteur.

Tout en continuant un peu l'accordéon, papa s'est passionné pour le piano et a continué dans son parcours à jouer des deux instruments. Avec le temps, le piano a pris le pas sur l'accordéon.

Plus tard, la famille a déménagé à Marseille, à la Gavotte. Puis mon père est parti faire son service militaire au Sénégal.

Ma mère est d'origine franco-ivoirienne-capverdienne... Elle a rencontré papa au Sénégal. Elle avait 25 ans, mon père trois de moins. Sur leur photo de mariage, papa porte des lunettes carrées, chemise blanche, il était très élégant dans son costume. Il aimait beaucoup s'habiller, se mettre en valeur.

Maman était très belle et élégante aussi. Elle a une coupe au carré et porte une robe en dentelle à manches courtes. Maman est pratiquante et porte une croix en pendentif.

La musique a été le gagne-pain de mon père. Ma mère l'a beaucoup accompagné dans sa vie d'artiste. Je la revois, repassant ses chemises. Les musiciens portaient une chemise blanche à jabot. Papa était très exigeant sur la qualité et la propreté de la tenue de scène : chaussures vernies, pantalon avec bande de satin sur les côtés…
À la maison, une pièce lui était réservée pour ses répétitions et son matériel. Nous vivions au rythme de la musique. La nuit, le jour, au gré de ses envies et des besoins. L'orchestre était une véritable entreprise. Les chanteuses et les musiciens venaient répéter avec lui. Je me souviens de Michèle M. l'une de ses chanteuses, femme assez corpulente à la voix magnifique. Elle a eu beaucoup de succès en Côte-d'Ivoire. C'était une véritable star ! Papa admirait sa façon de chanter, il disait que c'était un plaisir de l'accompagner.

Mes parents ont habité au point E, quartier résidentiel de Dakar, puis en Côte-d'Ivoire, dans la capitale Abidjan, à Cocody, au Plateau, et à Marcory dans une concession où il n'y avait que des villas, avec vue sur la lagune. Le cadre était magnifique.

Papa était très indépendant, mais sa gentillesse naturelle faisait qu'il avait beaucoup d'amis. Il était toujours prêt à aider lorsqu'on venait frapper à sa porte. J'ai le souvenir de gens venant réclamer. « Jeannot, j'ai besoin de ça… » Il n'y avait jamais de souci.
Papa louait ou prêtait aussi du matériel à des chanteurs avec peu de moyens qui parfois ne pouvaient pas le régler. Ce n'était jamais grave. Mon père leur disait : « Tu me paieras demain ».
Papa est très souvent venu en aide à des artistes qui, non seulement, ne l'ont pas remboursé, mais ne lui ont manifesté aucune reconnaissance. Il aurait pu faire fortune s'il n'avait pas eu le cœur sur la main. Mais il a été très heureux, il a profité de sa vie, c'est l'essentiel.
Toutefois, heureusement que maman était là pour mettre quelques barrières à sa générosité. Parfois, elle passait pour la méchante épouse, mais elle savait que les largesses de son mari auraient pu les mettre en difficulté. Plus tard, mon frère Thierry jouera également ce rôle.

Ses concerts avaient beaucoup de succès au Sénégal. J'ai conservé une affiche d'un de ses spectacles, où on le voit en noir et blanc sur un fond

orange fluo. « Lucien et son orchestre » est écrit en gros caractères. Edition Africa Dakar. Il a 22 ans.
Grâce à sa musique, il a fait le tour de l'Afrique : Sénégal, Côte-d'Ivoire, Congo, Gabon… Il a énormément voyagé.
Jeune mariée, maman était contrariée de voir papa toujours sur les routes, évoluant dans le milieu de la nuit. Pourtant, je pense qu'elle a été l'amour de sa vie.

Tant que le travail concernait la musique, papa était d'attaque. Ce n'était pourtant pas tous les jours facile. Organiser son plan de travail, soulever et transporter le matériel, charger la camionnette, embaucher musiciens et ingénieur du son… transporter son piano droit, les enceintes, et tous les câbles… auraient pu le décourager.
Son univers musical était très éclectique. Il jouait de la musique brésilienne, capverdienne, du jazz… et beaucoup de variété. Il était très doué pour adapter les succès internationaux. Ce pouvait être de l'allemand, de l'italien ou du brésilien, il écoutait les vinyles et transcrivait les airs sur des partitions.

Papa composait aussi ses propres morceaux. Il a partagé sa musique avec Maurice, Armand… des amis d'enfance qui ont vécu en Afrique, et avec qui il s'est épanoui dans cet univers. Il ne les a jamais oubliés parce qu'ils ont toujours été sincères avec lui.

Papa a reçu chez lui et côtoyé de grands musiciens. Beaucoup sont morts aujourd'hui, d'autres continuent à exercer leur art. Un jour, à Nice, papa a reçu une lettre d'un chanteur français très connu l'invitant à l'accompagner dans ses concerts. Papa a refusé. Il préférait vivre sa passion comme il l'entendait.
Il appréciait ce qu'il faisait, c'est l'essentiel. Véritable artiste, il aurait préféré manger une boîte de sardines pour s'offrir un beau piano. Il le chérissait et le dorlotait au point de le couvrir de tissus 100 % coton, à en rendre la famille un peu critique, et son entourage moqueur.

Chez nous, la maison était vivante et spacieuse : jardin, animaux domestiques, rien ne manquait. Boby, notre chien obèse côtoyait les chats, la pintade qui avait le chic pour poursuivre tout le monde, c'en était amusant, le coq qui nous réveillait tôt, les canaris et petits oiseaux. Les perroquets parlaient, nous les avons gardés treize ans. Lorsqu'ils sont morts, cela a été un vrai moment de tristesse pour tous.
Le dimanche était jour de lessive. Les domestiques ne touchant pas notre lit et nos vêtements, encore moins nos sous-vêtements, nous lavions notre linge au lavoir de la cour avec le gros savon de Marseille, les bigoudis sur la tête.
Tout cela se passait sans heurts. Nous avions tous un peu de sang africain dans les veines. Notre mode

de vie se rapprochait beaucoup des habitudes locales, notamment culinaires, ou même une certaine façon de penser. Cependant, nous gardions des habitudes d'Européens, notamment pour cuisiner, mais aussi de l'île du Cap-Vert, région de ma grand-mère, qui avait été colonisée par les Portugais et qui n'a été indépendante qu'en 1975.

Le climat était chaud, seulement troublé par une période relativement fraîche, mais pas inférieure à 20 °C, souvent balayée par l'harmattan, ce vent sec de nord-est assez pénible. Nous vivions beaucoup avec la climatisation, car l'air est très humide et nous prenions trois douches par jour. La plupart du temps, ciel bleu et pluies soudaines alternaient dans la journée.

Papa avait le tempérament d'un entrepreneur. Durant une période, il a monté une agence de publicité et démarchait les sociétés implantées à Abidjan pour leur vendre un encart publicitaire dans le bulletin promotionnel, quelque chose de similaire à nos Pages jaunes. Il aimait beaucoup le contact avec les gens.

Amateur d'art, il s'est aussi intéressé à l'art primitif lorsqu'il a vécu au Congo. Plus tard, il a passé un an aux États-Unis pour vendre certaines pièces de bronze. Il est rentré en France lorsqu'il n'a plus rien eu à vendre. « Si j'avais 30 ans de moins, je vivrais aux États-Unis », m'avait-il dit un jour.

Bien que souvent absent, il s'est toujours bien occupé de sa famille. Lors de son année aux États-Unis, nous n'avons pas souffert de son absence. Il téléphonait souvent et nous envoyait des cadeaux… Papa était quelqu'un d'intelligent et curieux de tout. Lorsqu'on commençait une conversation avec lui, il ne s'arrêtait plus.

Mes parents sont venus en France en 1990 sans jamais rester loin l'un de l'autre. Papa a eu du mal à s'adapter à sa nouvelle vie. Il a d'abord fait des petits boulots. Puis il a lié de nouvelles connaissances et repris son activité de musicien en animant des soirées. Tonton René, son frère aîné, était batteur. Tous les deux étaient très complices.

À la fin de sa carrière, papa a travaillé dans des hôtels de luxe, puis il a été recruté à la S.N.C.M.[1] pour jouer sur les bateaux. Il a travaillé dix ans ainsi avant de prendre sa retraite.

---

[1] Société Nationale maritime Corse-Méditerranée.

Chapitre I

La maladie

Les premiers symptômes

Noël 2012,
Nous passions un moment joyeux en famille. J'ai demandé à mon père s'il ne voulait pas nous jouer une petite mélodie que j'aimais bien au piano. Il s'est installé devant le clavier. À mon grand étonnement, j'ai senti qu'il était dans l'hésitation. Je n'ai pas insisté.
Papa entrait dans sa 69e année. Certes, il n'était plus tout jeune, mais cela ne l'empêchait pas d'animer des soirées musicales avec un groupe d'amis. Il était suivi par son médecin et les analyses effectuées quelques mois plus tôt n'avaient rien révélé. Pas de diabète, pas de cholestérol. Il s'était pourtant plaint de crampes très pénibles aux mollets, souvent la nuit, et de quelques vertiges.

Dans l'après-midi, nous sommes sortis marcher un peu pour nous aérer et faire descendre un copieux repas. À la façon dont papa a descendu les escaliers, j'ai senti qu'il avait un problème. Papa a bien marché au cours de cette promenade. Toutefois, j'étais préoccupée par ces difficultés imperceptibles que j'avais détectées. Elles avaient sonné chez moi comme une alerte.

Lorsque nous nous sommes séparés quelques jours après, je lui ai recommandé de retourner voir son médecin pour des examens complémentaires. Il est rentré chez lui à Marseille en me promettant de faire le nécessaire.

L'annonce de la maladie

Début janvier, quelques jours après les analyses de papa, je prends mon courage à deux mains pour téléphoner au médecin afin qu'il commente les résultats. Celui-ci m'annonce que papa est atteint de la maladie de Charcot. J'ai senti un climat de gêne dans ses paroles qui m'ont donné le sentiment qu'il était désolé pour nous.

Lui connaissait cette maladie et ses conséquences. Il était face à quelqu'un qui ignorait totalement de quoi il s'agissait.

Je tombais des nues. Ma question a été simple : qu'est-ce que cette maladie ? Il a été bref, m'a expliqué qu'elle conduisait à une espérance de vie de deux ou trois ans, sans me donner plus de détails. Papa devait s'orienter vers un neurologue de l'hôpital de la Timone. J'ai raccroché.

Sans attendre, je me suis précipitée sur mon ordinateur pour mieux comprendre. J'ai lu : « Maladie de Charcot… Tout savoir sur la maladie de Charcot... Sclérose latérale amyotrophique (S.L.A.) ou maladie de Charcot... est une maladie dégénérative progressive rare qui atteint les neurones moteurs. » J'ai compris que cette maladie allait bientôt empêcher papa de se mouvoir.

J'ai appelé mon frère, nous avons discuté des premières démarches à effectuer sans toutefois prendre réellement conscience de la situation. Papa était encore en pleine possession de ses moyens. Même s'il se plaignait de crampes, il avait une vie tout à fait normale. Il faisait ses courses, préparait ses repas, s'occupait de son appartement et discutait avec son voisinage comme tout un chacun.

Très sociable, il était estimé de son voisinage. C'était un peu le gardien de l'immeuble. Lorsque quelque chose n'allait pas, il l'exprimait. Ainsi, lorsque des herbes folles ont envahi le pied de l'immeuble, il a pu obtenir qu'une partie des charges serve à entretenir les espaces verts.

En quelques minutes avait germé en moi une colère, celle d'avoir été avertie dans le dos de papa. Le médecin me laissait le soin d'annoncer moi-même la nouvelle à mon père. J'aurais été soulagée qu'il le fasse lui-même. Je réalise aujourd'hui que ce moment a été ma première action d'aidante, la première fois que j'ai dû peser mes mots pour lui parler. Comment allais-je lui annoncer sa maladie ? À ce moment précis pourtant, elle n'était qu'une représentation dénuée de réalité. J'ai décroché mon téléphone, et j'ai annoncé à mon père : « Papa, ça va être un peu compliqué... Tes symptômes correspondent à ceux d'une maladie qui s'appelle la maladie de Charcot. Elle touche les fonctions du mouvement... Tu dois prendre rendez-vous avec un neurologue dont j'ai les coordonnées. » Avec le recul, je pense avec regret que j'ai sans doute été trop rude dans la manière de lui annoncer cette nouvelle.

Je ne sais pas si nous étions dans le déni, mais je crois que nous n'avons pas mesuré dès le début vers quoi cette nouvelle allait nous porter. Ce n'était pas le moment de perdre du temps. Le tout était que papa puisse obtenir une prise en charge rapide et efficace. L'action nous faisait entrer dans une phase d'espoir puisque nous avions mis un nom sur des symptômes.
Bien que séparés, mes parents se voyaient régulièrement. Maman habitait à 7 kilomètres et lui rendait visite dès qu'elle avait une petite contrariété. Ils étaient restés de grands amis et passaient des après-midi à papoter ensemble. Papa lui donnait facilement raison. Malgré les événements de la vie, elle était restée sa Coco chérie. À l'annonce de la nouvelle, maman dans un déni m'a dit avec un agacement dans la voix : « Mais non, ton père n'a rien. »

Papa a pris lui-même son rendez-vous chez la neurologue. Il s'y est rendu en bus, comme d'habitude. Il est monté au 9ᵉ étage de l'hôpital de la Timone où se trouve le centre de Référence des Maladies Neuromusculaires et de la Sclérose Latérale Amyotrophique. Dans le service, ça a été un premier choc pour lui. Il a croisé des personnes malades très affectées et il en a ressenti de la tristesse. Il s'est demandé pourquoi on le faisait venir dans cet endroit.

La neurologue lui a expliqué l'évolution de la maladie et la façon dont il serait pris en charge par une équipe pluridisciplinaire afin qu'il se sente le mieux possible à chaque étape de la maladie.

À quoi a-t-il pu penser sur le chemin du retour ? Papa était un homme intelligent, il venait de comprendre que sa maladie était incurable. Bien des choses ont dû lui traverser l'esprit durant le trajet. Je l'imagine abasourdi, le regard absent, tandis que devaient tourner en boucle les paroles de la neurologue et les images des personnes malades. Les mots décrivant la maladie, cette dégénérescence dont il était question avait pris forme dans son esprit l'espace d'un rendez-vous. Cette maladie allait bientôt le dégrader, lui aussi, comme toutes ces personnes qu'il venait d'apercevoir.

Le soir, il m'a téléphoné pour m'expliquer tout cela. Je le questionnais : « Et quel traitement t'ont-ils prescrit ?

– Pour l'instant, rien de particulier. »

En effet, on lui avait délivré une ordonnance assez légère, à base de vitamines et de compléments alimentaires, et du Rilutek 50 qui, nous l'avons constaté très vite, n'avait pas d'effet réel sur les symptômes. J'ai découvert que le Riluzole, composant de ce médicament, diminue le taux de glutamate, « messager nerveux » qui se trouve, semble-t-il, en trop grande quantité chez les personnes atteintes de la maladie, et que le glutamate joue un rôle dans la mort cellulaire liée à la maladie.

Le Vidal, sorte de bible de la pharmacopée, dit ceci de ce médicament : « Il semble pouvoir ralentir la destruction des cellules nerveuses (motoneurones), responsable de la sclérose latérale amyotrophique (ou maladie de Charcot). Son mode d'action précis n'est pas totalement élucidé. » En résumé, ce médicament est censé prolonger la durée de vie en retardant le recours à la ventilation artificielle. En réalité, le seul « traitement » est une aide matérielle extérieure, basée sur un accompagnement d'aidants et sur une équipe pluridisciplinaire de professionnels œuvrant dans le champ du paramédical.

Cependant, au fil des arrêts du bus, l'univers familier de mon père devait progressivement revenir à ses yeux. Il a retrouvé sa rue, son immeuble puis son appartement. À ce moment-là, ses jambes étaient encore valides. Il vivait seul dans son petit appartement, faisait son marché ce qui lui donnait encore quelques espoirs de mener à bien certains projets.

Au cours d'une discussion qui a suivi cet épisode, il m'a confié qu'il aurait aimé aller à Cuba au mois de septembre, parce que d'anciens copains musiciens étaient là-bas. Il avait tellement voyagé dans sa vie que je comprenais ce désir. Cuba et le Sénégal étaient les deux pays dans lesquels il aurait aimé se rendre encore.
Peut-être aurait-il fallu qu'il parte très vite pour être en état de faire ces voyages. Mais peut-être aussi sentait-il à ce moment qu'il n'avait déjà plus ses capacités physiques habituelles. Je ne l'ai pas poussé à partir, peut-être parce que je pensais qu'il en avait encore le temps, peut-être également parce que je le sentais moi aussi moins rassuré. Alors, était-il possible qu'il m'ait parlé de ces voyages pour me convaincre de son bon état de santé physique et psychologique ?
Mon frère, Thierry, habitait près de chez lui et passait le voir plusieurs fois par semaine. Depuis Lyon, j'ai continué à voir mon père une fois par mois.

Mes visites espacées m'ont permis de me rendre compte de la dégradation progressive de son état de santé, certainement davantage que Thierry qui le voyait quotidiennement.

Peu à peu, la conscience de la gravité de la maladie a fait son chemin chez mon père. Un jour il m'a déclaré : « Ne t'inquiète pas, je sais que je vais en mourir. » Et il m'a détaillé toutes les conséquences physiques que la maladie allait entraîner chez lui.

Sans trop l'exprimer, j'étais dans un état de grand étonnement, mêlé à un sentiment de peur. Car enfin, avec assurance et fluidité d'expression, mon père me faisait comprendre qu'il connaissait parfaitement la maladie qui l'affectait. Quelle intelligence !

Tout était dit, nous devions maintenant affronter les mois et leur lot d'épreuves au quotidien.

Vivre avec la maladie

La maladie a été une succession de chocs, ces moments soudains qui nous plaçaient devant un nouveau handicap, de nouvelles difficultés matérielles et psychologiques à affronter. À chaque étape, la fatalité tombait sur nous avec toujours plus de violence. L'avancée dans la maladie enfermait mon père davantage chaque jour, le faisait entrer en lui, se recroqueviller sur lui-même. Et même si tout était fait pour l'accompagner, lui apporter du réconfort dans cette épreuve, les gestes qu'on faisait à sa place attaquaient toujours plus sa dignité. La spécificité de la maladie de Charcot, c'est qu'elle laisse en pleine conscience jusqu'à la fin. Dans son cas, la souffrance psychologique a dominé une souffrance physique assez tardive.

L'avancée de la maladie : une succession de chocs

Durant les premiers mois de sa maladie, nous avons été fiers de papa qui effectuait toutes ses démarches au Conseil départemental, et auprès de l'assistante sociale.
Son autonomie était préservée. Papa préparait ses repas, il allait voir ses copains. Il pouvait signer, gérer ses dépenses.

Je dois souligner que malgré le peu d'efficacité connue du médicament prescrit, papa a absolument tenu à le prendre. Il est très probable que ce geste quotidien faisait partie de sa lutte et le rassurait sur le fait qu'il retarderait les dysfonctionnements de son organisme.

Papa se projetait-il déjà dans un après où il ne pourrait plus se déplacer comme il voudrait ? C'est possible, mais nous ne connaissions pas l'échéance de cet après.

De la perte progressive de la marche jusqu'au fauteuil

Environ six mois après le diagnostic, j'ai pris conscience de manière assez fulgurante que la maladie était en train d'évoluer. Depuis quelque temps, papa souffrait des membres inférieurs, maugréait contre les crampes dont il souffrait souvent. Un jour, je l'ai vu en difficulté pour se déplacer dans son appartement, et je lui en ai fait la remarque. Il m'a répondu : « C'est vrai, ça commence à être difficile pour mon quotidien, pour faire mes courses et pour la musique. Ça m'embête, car c'est mon plaisir et ça m'occupe. Heureusement que Thierry m'aide. »

Papa s'était livré avec franchise, mais il a ensuite tempéré ses propos et s'est voulu rassurant : « Ne t'inquiète pas ma fille, ça va aller mieux. J'ai confiance dans le service neurologique de la Timone et en ma spécialiste. Les infirmières sont très gentilles. L'accueil est toujours chaleureux, et le personnel à mon écoute. » Il trouvait que toutes ces personnes étaient d'un grand professionnalisme. Mon père me parlait souvent du réseau S.L.A.[2] avec lequel d'ailleurs mon frère et moi avons échangé. Il voulait exprimer qu'il était bien entouré, que je n'avais pas à m'inquiéter. Il était ravi de cela. C'était un soulagement pour tout le monde. La mise en place des conditions du bien-être de papa nous a permis d'être dans l'action et de nous libérer de notre anxiété.

Papa ne montrait rien de son inquiétude, sans doute pour nous protéger et ne pas être un poids pour nous. Il devait se dire : « Si je montre que je souffre trop, ce sont eux qui vont souffrir ».
Sur la route du retour, ça a été l'effondrement total. J'ai appelé mon compagnon Jérôme. Son écoute attentive et ses mots m'ont réconfortée.
J'ai réalisé qu'avec le temps, j'aurais à vivre bien d'autres moments d'abattement.
Je pensais à la vie qu'il avait eue avec cette question : que s'est-il passé en lui pour qu'il en arrive là ? Pour moi, mon père était immortel. Pour mon frère, il était impensable que notre père soit très malade…

---

[2] Centre de Référence des Maladies Neuromusculaires et de la Sclérose Latérale Amyotrophique.

Assez vite, nous avons eu recours à une aide à domicile pour le soulager dans sa vie au quotidien. À ce premier stade de l'aide, il a déjà fallu trouver les mots pour lui faire accepter cette intrusion dans son domicile et le rassurer.

Puis ses déplacements ont été plus lents. Papa se plaignait de perdre l'équilibre et s'est dit qu'il lui fallait une canne. Je ne sais pas ce qu'il pensait à ce moment-là. C'était un homme assez secret. Il devait se passer beaucoup de choses dans sa tête. Il se déplaçait avec sa canne parce qu'il boitait un peu, mais malgré son handicap, il était très courageux.
Les jours passant, ses jambes ne répondant plus comme auparavant, cela devenait un peu plus difficile pour lui de se lever. Il souffrait encore de crampes, surtout la nuit et faisait beaucoup d'efforts pour les faire passer. Néanmoins, il arrivait à se lever, à gérer sa vie quotidienne. Il devait endurer la douleur. Pendant ses moments de souffrance, il cachait beaucoup de choses. À la maison, papa s'installait dans son fauteuil de confort.

Lorsque sont arrivés les vœux de fin d'année, j'ai demandé à mon père : « Papa, qu'est-ce que je peux te souhaiter ? » Je savais très bien que l'année qui arrivait serait plus difficile encore que la précédente. Je ne lui ai pas sauté au cou, car j'aurais eu le sentiment de me moquer de lui. Je l'ai rassuré : « Papa, on est là, on sera toujours là, on va faire un bon repas. » C'était chaque année un instant d'angoisse. Ce qui dominait dans ces instants était le regard et le silence.

Pour ma part, je n'aimais pas cette période de l'année, sans pour autant le montrer au reste de la famille. Je ne sais pas comment les autres la vivaient.

À partir du moment où les membres inférieurs n'ont plus répondu, papa n'est plus jamais sorti de son appartement, excepté tous les trois mois pour se rendre chez le spécialiste à la Timone en ambulance. Nous étions fin 2015, presque trois ans avaient passé depuis les premiers symptômes.

Pour son confort et pour qu'il puisse encore se déplacer, nous avons fait livrer à son domicile un premier fauteuil roulant. Des techniciens sont venus lui expliquer son fonctionnement. Papa a écouté le technicien par respect, mais une fois qu'il a été parti, le fauteuil est resté stocké dans une pièce sans que papa manifeste l'envie de s'en servir. Il s'était montré malin ! Plus tard, nous avons commandé un second fauteuil, puis un autre… plusieurs fauteuils… Papa a toujours refusé de s'asseoir dessus ! Il n'avait tout simplement pas envie de s'en servir parce qu'il n'aurait pas supporté le regard des autres. À plusieurs reprises, j'ai essayé de le convaincre en argumentant : « Papa, lorsque tu faisais ton marché, tu rencontrais des personnes, en situation de handicap… On reste avant tout des êtres humains et nous avons droit à notre vie sociale » ou bien : « Tu les voyais, mais tu ne te moquais pas d'eux ». Il me disait : « Moi, c'est moi. » Il n'y avait pas à discuter.

Toutefois, il a absolument souhaité un fauteuil de confort qu'il avait repéré dans la vitrine de la pharmacie. Nous avons obtenu une ordonnance du médecin pour l'acquérir. Le jour de la livraison, il était ravi. Il se réjouissait d'avance de pouvoir regarder la télévision en étant confortablement assis. Cela a aussi été une façon pour lui d'accepter son handicap. Ce qu'il faut souligner, c'est que dans cette démarche, l'équipe avait veillé à sa sécurité et à son confort, tout en respectant sa demande.

L'arrêt de la marche a été immédiatement synonyme d'isolement. Peu de personnes lui rendaient visite, mais lorsque je croisais une personne de son entourage, on me demandait : « Comment va ton papa ? » Chez lui, papa ne semblait pas trouver le temps long. Il aimait écouter sa musique, il pouvait rester toute la matinée avec son casque sur les oreilles.

Mon père était un homme intelligent et très cultivé. Vous auriez pu lui poser des questions sur la planète mars, il aurait pu vous en parler. Il a continué à lire et à regarder les émissions qui l'intéressaient à la télévision. Néanmoins, il regrettait de ne plus pouvoir se rendre chez tel ou tel petit commerçant chez qui il avait ses habitudes ou au restaurant, et cela le chagrinait.

Un jour, papa a accepté de sortir. Il lui avait fallu une bonne raison, mes 50 ans en étaient une. Ça a été une vraie négociation. Ne marchant plus déjà depuis quelque temps, papa était très amaigri, il a fallu le rassurer et le mettre en confiance vis-à-vis du regard des autres. Ne pouvant plus prendre une voiture ordinaire pour des raisons de sécurité, c'est une ambulance qui l'a conduit jusqu'au restaurant. J'ai une grande admiration pour les ambulanciers qui ont été très attentionnés et très disponibles pour lui. Finalement, le repas a été très agréable. Installé sur la terrasse d'un restaurant à Aix-en-Provence, papa a eu le sourire et s'est senti bien avec sa famille autour de lui.

La perte de son intimité, entre patience et compromis

Papa me demandait de lui couper les ongles. Il voulait que ce soit sa fille qui le fasse, et personne d'autre. Peut-être pour son intimité et cette proximité affectueuse dont il avait besoin.
Un jour, j'ai dû intervenir et l'aider pour le transfert de son fauteuil à la chaise-pot. J'ai proposé à mon père de lui venir en aide. Il m'a répondu par un grand moment de silence ce qui voulait tout dire.

L'ordinaire veut que l'on ne voie pas ses parents nus. C'est une question de respect et de dignité, et c'était ainsi dans sa culture.

J'ai essayé de communiquer avec les gestes, en lui mettant une serviette au bas du ventre tout en lui parlant d'autre chose comme en lui rappelant que lorsque j'étais petite… « ça a dû t'arriver de me changer, ou tes petits-enfants de temps en temps quand tu les gardais… » Il m'a regardé et m'a dit : « C'est vrai, tu as raison et j'ai pu transférer mon père sur sa chaise-pot avec le sourire. La confiance s'est installée. Je lui ai dit que l'auxiliaire arrivait dans dix minutes, qu'il ne devait pas s'inquiéter parce que je restais près de lui. J'ai donc mesuré l'importance de la communication à ce moment-là.

En le rassurant, en le mettant en confiance il a accepté une aide pour la toilette. Ça a été long, car il a d'abord refusé avec énergie. « Non, je peux faire tout seul. » Nous avons choisi de respecter sa décision tout en trouvant les mots justes, avec bienveillance. Imposer, forcer aurait altéré sa confiance. Nous devions respecter sa dignité et son intimité : « Papa, je te propose, on essaie. Tu te savonnes comme d'habitude, une auxiliaire de vie te proposera une aide juste pour les pieds. » Progressivement, il a accepté de plus en plus de choses. « Bon, ben je vais essayer… »

Ainsi, malgré l'avancée de la maladie, il a été hors de question d'imposer à mon père les aides successives sans son propre consentement. On gérait en fonction de ce qu'il avait décidé, malgré les difficultés. Un soir, papa est allé aux toilettes, il n'a plus pu se relever. Il est resté une nuit entière sur les W.-C. Cela faisait partie de son refus de se faire aider. Il m'a raconté cela au téléphone avec humour, c'était bien lui ! Il a fallu qu'il soit en difficulté pour réaliser qu'il ne pouvait plus faire autrement.

Grâce à l'écoute et les échanges entre le personnel et nous, aidants, il a fini par consentir à cette aide avec le sourire.

Petit à petit, l'acceptation a fait son chemin. J'avais compris que chaque étape de perte d'autonomie nécessiterait un nouveau dialogue.

Kinésithérapeute, ergothérapeute et infirmiers étaient là pour nous accompagner. Quant à l'intervention d'un psychologue, papa ne l'a acceptée qu'un an et demi avant sa mort.

Perdre l'utilisation de ses mains

Papa a conservé longtemps l'usage de ses membres supérieurs, et nous avions le sentiment qu'il avait de la chance, car grâce à ses mains, il pouvait manger, manipuler sa télécommande, lire, relever son drap, écouter sa musique, un peu écrire… Tous ces gestes du quotidien. Même assis, il a pu longtemps se servir d'un gant pour faire sa petite toilette avec l'aide du personnel soignant.
Lorsque la psychomotricienne mélomane qui appréciait comme papa la musique cubaine venait le faire travailler à la maison, papa mettait lui-même un CD dans le lecteur. C'était presque devenu un rituel. Ainsi, la séance se passait immanquablement en musique.

Il était heureux d'ailleurs de cette autonomie qui lui permettait d'avoir encore une activité. Malheureusement, la maladie a progressivement touché les membres supérieurs et ses mains.

Lorsqu'un jour il a fallu donner à manger à papa comme à un enfant, cela a été très difficile. Encore une fois, sa dignité a été touchée, d'autant qu'il appréciait se mettre à table.
L'aide à domicile le faisait manger, je prenais le relais lorsque j'étais présente, parce qu'il souhaitait que je partage le repas avec lui. Il ne parlait pas de

cette nouvelle entrave. Je pense que grâce à son intelligence, il en a pris son parti.

Pour adoucir cette nouvelle difficulté, on lui demandait toujours ce qu'il voulait manger. Quand il avait envie d'un plat typique, on s'organisait pour le faire. Parfois mes tantes, ses deux sœurs qui habitent Marseille aussi, lui apportaient un repas traditionnel qu'il appréciait.

Du fauteuil de confort au lit

Au fil des mois, papa a perdu beaucoup de poids. Il supportait de moins en moins la position assise dans son fauteuil. Le dos n'étant plus assez musclé, son coccyx le faisait souffrir.

Il avait pleinement conscience des conséquences de cette perte de poids sur son état de santé. C'était chez lui un souci permanent, presque une obsession qu'il exprimait notamment lorsqu'il devait se rendre chez le spécialiste : « J'espère que je n'aurai pas trop maigri ».

Parfois aussi, il me disait : « Regarde mes pieds : ils sont maigres, on dirait des squelettes. » Je percevais dans ces paroles beaucoup de chagrin.

Nous avions constaté qu'il prenait mal au dos peu de temps après son transfert sur le fauteuil et nous sommes arrivés à la conclusion que nous devions réduire le nombre de transferts. Cela voulait dire que papa devait rester plus souvent alité.

Il avait lui aussi pris conscience de cette aggravation, mais l'idée d'être alité 24 heures sur 24 était une perspective inacceptable.

L'équipe professionnelle a été bienveillante sur ce sujet, à son écoute. À ce moment-là, sa dignité d'homme en prenait encore un coup.

Il fallait que nous, aidants et professionnels, échangions avec lui, que nous menions un travail de confiance pour l'encourager à accepter les aménagements nécessaires au maintien de son confort. Notre discours était basé sur le soutien moral dans le but de préserver sa dignité. Nous devions lui expliquer que rien ne changerait dans ses habitudes du quotidien.

Je lui expliquai : « Comme tu as des douleurs dans le bas du dos, le fait d'être assis trop longtemps doit provoquer des tassements. On te propose d'utiliser le fauteuil un jour sur deux. »

Je savais, à son attitude, qu'il avait compris. Encore une fois, il est venu à notre secours. Un jour, il a dit de lui-même : « le fauteuil, ça y est, je ne peux plus. » Les professionnels ont profité de ce moment, ils ont confirmé : « Ce n'est plus possible. Nous ne pouvons pas vous laisser souffrir. »

L'argument de la souffrance a été important. Pour l'illustrer, une aide-soignante qui portait une ceinture pour soulager son dos lui a expliqué :

« Monsieur, je me protège en mettant ma ceinture, pour me permettre de bien me positionner et pour mieux vous venir en aide. Je ne veux pas vous faire mal ni me faire mal. » Elle a terminé avec une pointe d'humour : « Je fais tout ce qui est en mon pouvoir pour venir vous voir et prendre soin de vous ! ».
Le lit médicalisé avait été installé dès le début de la maladie de papa, il l'avait bien accepté, il me disait qu'il était confortable et qu'il passait de bonnes nuits.

Pour son bien-être et ne pas l'isoler, nous nous sommes interrogés sur la pertinence de placer son lit au salon. Dans la vie normale, on ne vit pas dans une chambre. Cela a été un moment d'échange avec lui mon frère et moi. Mon père a finalement décidé le transfert de sa chambre au salon.

La nuit, il a eu quelques péripéties. Lorsque l'auxiliaire de vie venait le faire souper, elle plaçait avant de partir la télécommande entre ses doigts. Ainsi, il lui était possible d'éteindre la télévision lorsqu'il en avait envie. Un soir, la télécommande a glissé de ses doigts et a atterri sur le sol. La télévision est restée allumée jusqu'à l'arrivée de l'accompagnant du matin, vers 6 heures. Au téléphone, papa m'a raconté son aventure et m'a dit avec humour : « Je me suis farci la télé toute la nuit ! » et il a poursuivi : "Devine ce qu'il y a eu comme programme ?

−Je ne sais pas…
− Une émission sur la fin de vie."
Papa l'avait pris à la rigolade. J'ai ri avec lui. Par la suite, mon frère a programmé la télé pour qu'elle s'éteigne automatiquement à une certaine heure. Cet épisode nous a permis de dédramatiser un peu la situation. Je lui disais : « Alors, tu n'as pas une autre histoire à me raconter ? » Il me répondait : « T'inquiète pas ma fille, il y en aura d'autres ! ».

L'impossibilité de s'alimenter

Progressivement, la déglutition est devenue compliquée. Cette évolution était un cran de plus dans la maladie. Papa a cependant continué assez longtemps à prendre son petit déjeuner. Il appréciait son jus d'orange. À midi, on lui proposait une alimentation légère, et le soir, une soupe.
Il ne pouvait désormais plus s'alimenter de façon classique. Encore une fois, il a été nécessaire d'argumenter et d'expliquer les choses. Pour autant, il était hors de question que nous le privions d'une nourriture qu'il apprécie.
Le jour est venu où il n'a plus pu s'alimenter du tout. Renoncer à manger a été une nouvelle épreuve pour lui et pour nous. Le matin, il aimait qu'on lui mette du jus d'orange sur les lèvres. Nous faisions la même chose avec les glaces qu'il aimait

particulièrement. Ce léger parfum sucré qu'il pouvait encore goûter était un véritable réconfort.

Le médecin a proposé la pose d'une voie entérale, technique d'alimentation artificielle qui permet d'administrer l'alimentation sans passer par la bouche.
Elle devenait impérative pour maintenir un apport alimentaire suffisant et lutter contre la dénutrition et la déshydratation.
En octobre 2016, on lui a donc posé cette voie entérale. Par l'injection d'une solution hypertonique, on apportait alors à son organisme les macronutriments (protéines, lipides et glucides) et micronutriments (vitamines et minéraux) dont il avait besoin, par le biais d'une sonde.
Est arrivé un moment où papa a été en incapacité d'avaler sa salive. Des glaires s'accumulaient au niveau de ses poumons. Seul un kinésithérapeute pouvait le soulager. Ce dernier est d'abord venu une fois par semaine, puis deux fois, puis tous les jours, et plusieurs fois par jour…
Mon père refusant tout acte chirurgical, on n'a pas pu lui faire une trachéotomie, ce qui lui aurait permis de mieux respirer. Nous avons respecté son choix, car il était important qu'il reste décisionnaire de ce qui le concernait.
Ne plus pouvoir manger ne lui a pas ôté l'envie de certains plats. À l'heure des repas, l'auxiliaire de vie restait avec lui pour discuter, mais il n'y avait plus

de repas partagés. Sa présence n'était plus qu'un soutien moral. La fin de vie était là.

Dès lors, papa a beaucoup maigri. Sa peau était fragile et ses articulations commençaient à être douloureuses. Le recours à des antidouleurs s'est imposé.
Les soins quotidiens prodigués par les infirmiers le fatiguaient beaucoup. Malgré cela, grâce à une bonne communication, une attention particulière dans les postures, ces professionnels faisaient en sorte que cela se passe le mieux possible.

J'ai une grande admiration pour eux et je tiens particulièrement à les remercier pour leur professionnalisme, notamment dans l'attention portée à la fluidité de leurs gestes qui nous a tous rassurés. Ils ont fait preuve de bienveillance, de respect, d'écoute et d'une congruence[3] admirable : quelle éthique !
J'ai une reconnaissance infinie aussi pour Mao, qui a accompagné papa, n'hésitant pas à lui rendre visite pour vérifier si tout allait bien à minuit ou à 4 heures du matin, avant de partir au travail.

---

[3] On peut définir la congruence comme l'authenticité, c'est-à-dire le lien entre ce qu'il dit et ce qu'il fait. Plus le thérapeute est lui-même, ou elle-même, dans la relation, n'affichant pas de façade professionnelle, plus grande est la probabilité que le malade accepte son aide.

Perdre la parole

Papa avait un relationnel formidable avec la neurologue. Elle avait pris conscience de son bon sens et de son intelligence. Ils parlaient ensemble de sa maladie, mais aussi de musique, de beaucoup d'autres choses parce que papa était curieux de tout. Il lisait notamment Sciences et Vie. Finalement, je pense qu'elle appréciait leur conversation. La culture et le désir de communiquer de papa lui servaient à supporter son immobilisation.
« On ne l'oubliera jamais » m'avait-elle dit un jour, c'était un malade agréable.

À partir du moment où la déglutition devient impossible, qu'on utilise d'autres voies pour nourrir la personne, les muscles de la parole sont touchés aussi. Des troubles du langage sont apparus. Un mois environ avant sa mort, progressivement, mais finalement assez rapidement, papa n'a plus pu parler. Cette nouvelle étape l'a anéanti moralement. Nous devions cependant continuer à communiquer. Lorsque j'étais près de lui, j'essayais de lui dérouler les lettres de l'alphabet pour qu'il acquiesce d'un battement de paupière. Il n'a pas supporté cet exercice long et fastidieux.
Je pense qu'il a compris à ce moment-là que tout allait être extrêmement difficile. Il était désormais tétraplégique, ne bougeait plus que la tête.

À cette impossibilité de parler était toujours associée la menace de l'étouffement qui mettait tout le monde en panique.

Ainsi, en quatre ans, papa avait perdu toutes ses capacités motrices. Comment, et dans quelles conditions l'avons-nous accompagné ? C'est ce que je vais évoquer dans les pages suivantes.

Chapitre II
Tenir, face à l'inéluctable

Lorsque papa basculait dans une nouvelle phase critique, il ne parlait plus, comme s'il boudait... Peut-être était-il contrarié parce qu'on ne faisait pas comme il avait décidé ?

Pourtant, la plupart du temps, il acceptait avec humour chaque étape : « On a du boulot ! », c'était son expression. Le « on » nous englobait tous, lui et nous, car la progression dans la maladie, c'est l'affaire de tous les aidants, et pas seulement la sienne.

Papa l'avait compris. Il savait notamment que chaque nouvelle perte d'autonomie nous plongeait dans le stress. En effet, malgré tout ce que nous mettions en place pour son confort, la maladie finissait toujours par gagner et notre tranquillité n'était jamais durable. Parfois, on se disait : « Pour papa, tout va pour le mieux... » La semaine suivante, plus rien n'allait. Il ressentait notre angoisse. Souvent, c'est lui qui nous remontait le moral, qui cherchait à nous rassurer.

Les aidants familiaux étaient essentiellement mon frère et moi. Très proches de notre père, nous suivions de près l'organisation des équipes médico-sociales et des équipes pluridisciplinaires que nous trouvions exemplaires dans leur dévouement.

Mon frère s'est occupé des comptes. Pour ma part, lorsque je venais, j'allais faire les courses. Ce fonctionnement n'a pas posé de problème particulier. La priorité était le confort physique et moral de notre père.

À chaque étape, la prise en charge a été rapide. Une équipe pluridisciplinaire effectuait des évaluations afin d'identifier les nouveaux besoins générés par la maladie jusqu'à la dépendance totale. Dans le dernier mois, nous sommes entrés dans une réelle Hospitalisation À Domicile (H.A.D.[4]) avec des interventions pluriquotidiennes de soignants. Son état l'avait fait passer de GIR4 à GIR1 sur la grille AGGIR, cet état de totale dépendance[5]. Les soins étaient alors financés par la sécurité sociale et par l'Allocation Personnalisée d'Autonomie[6] (A.P.A.).

Une communication de chaque instant

Thierry était très proche de notre père, l'accolade était un moment intense d'amour entre père et fils. Un silence régnait alors dans cette communication non verbale qui voulait tout dire. L'un et l'autre

---

[4] Cf. annexe : informations sur l'hospitalisation à domicile.
[5] Cf. annexe : grille AGGIR.
[6] Cf. annexe : Allocation Personnalisée d'Autonomie (A.P.A.).

avaient besoin de ce contact physique. À chaque fois, ce moment était précieux.

Mon frère a été très disponible malgré sa vie de famille. Le soir, il passait raconter sa journée à papa. Cela lui changeait les idées, et il pouvait encore donner quelques conseils à son fils.

Je téléphonais à mon père tous les jours à 11 heures et 18 heures. C'était devenu très vite une habitude.

Papa ne dérangeait pas. Il téléphonait peu. Mais parfois, il ressentait le besoin de voir sa fille. Il me réclamait, je me débrouillais pour venir. Un jour, l'auxiliaire de vie a téléphoné parce qu'il lui avait fait comprendre qu'il avait besoin de me voir : « Quand est-ce qu'elle vient ? » C'était un appel de détresse. L'auxiliaire m'a dit : « Ton père est fier de toi, il ne voit que par toi. » Il était en admiration pour ses enfants.

C'était un vendredi soir. J'ai dit à mon compagnon : « Demain matin, je dois aller voir papa. » J'ai pris la route. Il m'est arrivé de faire l'aller-retour dans la journée. Au cours des trajets, ce qui me préoccupait le plus était de savoir comment j'allais le trouver psychologiquement, et comment serait son regard. Mais il était toujours très serein, il m'attendait tout simplement. Il était content, je pense, que je m'inquiète de son état. C'était sa force de caractère. Lorsque j'ouvrais la porte, il m'accueillait avec son petit sourire narquois, ce sourire qui le faisait ressembler à un enfant, presque un bébé.

La fatigue des aidants

Durant une période, j'ai eu le sentiment de flancher. La fatigue morale et physique suscitée par l'accompagnement, mes nombreux allers-retours à Marseille, avec la conscience que mon père allait mourir mettaient mes nerfs à l'épreuve. Côté travail, j'ai eu la chance d'avoir des patrons très à l'écoute, et arrangeants. Parfois, je parlais à la maladie, je lui disais : « Toi, tu n'arrêtes pas de nous emmerder… » D'autres fois, je m'exaspérais : « C'est quoi cette maladie ? Il l'a attrapée comment ? » Et j'avais l'impression qu'elle me gagnait aussi.

L'entourage était peiné, mais ne le montrait pas vraiment. En réalité, les personnes demandaient des précisions sur la maladie. « Pourquoi ne bouge-t-il pas ? » Cela m'agaçait de répondre à ce type de question. Cette maladie doit sans cesse être expliquée. Il fallait informer, mettre des mots sur des symptômes en sachant bien qu'on n'exprimait que des faits et pas nos difficultés à y faire face.
Peut-être que si la maladie s'était appelée « cancer », son état aurait suscité plus d'émotion et qu'ils auraient été davantage dans d'écoute et la compassion. Certains me disaient : « Il ira mieux… » alors qu'indiscutablement, c'était faux. J'ai souvent ressenti ces paroles comme une violence, un déni de la souffrance de papa et de la

famille. Pour certains, la prise de conscience a été très tardive.

J'ai énormément été dans l'échange avec le réseau SLA de la Timone. L'entourage médical était très disponible. Une psychologue était à la disposition de mon père et des membres de la famille. J'y suis allée une fois, elle m'a écoutée, mais a dû penser que j'arrivais à gérer la situation. Je n'ai pas eu besoin d'aller plus loin avec elle. Malgré tout, cet échange m'avait fait du bien. Mon père y est allé une fois aussi.

Je me suis posé la question de savoir si un membre de ma famille ou moi-même pourrions être atteints de cette maladie. Apparemment, c'était la faute à pas de chance. Pour que la génétique soit mise en cause, il aurait fallu qu'un de mes grands-parents ait été touché par cette maladie, ce qui n'a pas été le cas, à notre connaissance... J'ai refusé de faire le test. Je n'aurais fait qu'aggraver une situation psychologique déjà difficile.

Dans un parcours de vie aussi compliqué, on est sans cesse dans le questionnement : que va-t-il se passer demain ? Il y a un souci, papa ne peut plus se lever de sa chaise... Il faut appeler l'aide à domicile... C'est épuisant de toujours replonger dans des phases d'intensification de la maladie qui obligent à être sans cesse dans la recherche de solutions.

J'avais besoin d'être entourée. Mes nombreux échanges avec les équipes médicales me permettaient de mieux comprendre l'évolution et d'avoir un soutien. J'étais beaucoup écoutée des auxiliaires de vie de papa également. Elles avaient cette attention quotidienne que même la famille n'était pas en mesure de me procurer. Jérôme a également été à mon écoute, et de bons conseils.
J'ai eu besoin de me raccrocher à une certaine forme de spiritualité. Deux fois au cours de la maladie, je suis allée me recueillir dans une église. Cela m'a fait beaucoup de bien.

Parfois avec mon frère, c'était un peu houleux. Certainement parce que nous avions à affronter un mélange de chocs, de décisions à prendre face à la maladie, et de désespoir de voir notre père décliner. Un jour, nous nous sommes fâchés au téléphone. Il se rendait compte qu'il devenait impuissant face à la maladie. Le bateau coulait, c'était un peu la panique à bord. Dans certains cas, il faut savoir dire non. Il avait sa vie, j'avais la mienne, nous devions être dans un respect mutuel.
Nous étions dans la phase du deuil blanc, ce moment où l'on se projette dans l'après, dans ce qui va se passer.

Lorsque nous étions à bout, ou que la maladie avançait trop vite, il a été possible de confier papa à la Maison de Gardanne, un établissement géré par une association d'utilité publique, sorte d'unité de soins palliatifs à l'extérieur de l'hôpital. Là-bas, on a trouvé un accompagnement vraiment professionnel avec beaucoup de bienveillance. Papa s'y sentait bien.

Durant la dernière année de maladie, j'avais subi un licenciement économique et m'étais orientée vers une formation d'aide à la personne. Les formateurs et le personnel du service administratif ont été très à l'écoute de mes difficultés, bienveillants et attentionnés.
Peut-être que cette force mobilisée pour cette reprise d'études m'a aidée à tenir : « Tu ne vas pas me gagner… »
Un matin, au réveil, j'ai pensé à ma vie en Afrique avec mon père. À cette époque, avant les informations télévisées, il y avait toujours le dicton du jour, comme : « Un homme qui a faim n'est pas un homme libre ». Je me suis souvenue de celui-ci : « La paix, ce n'est pas un mot, mais un comportement » (de Félix Houphouët Boigny). À ce moment-là, j'ai réalisé que mon comportement vis-à-vis de mon père faisait partie de la vie et qu'il fallait que je poursuive mon chemin auprès de lui. Le combat a continué avec la plus grande des sérénités.

Mon père était assez philosophe sur la vie. Tout le monde va vers sa propre mort. Il me disait : « Ça va aller ma fille, ne t'inquiète pas… » Il me précisait qu'il avait été heureux lorsqu'il ressentait en moi mon désespoir. En un sens, il était très lucide sur ce qui se jouait. Il parlait beaucoup : « Tu sais ma fille, je suis content, j'ai bien profité de la vie ». Il me faisait comprendre qu'il ne regrettait rien et que ce qui lui arrivait était normal. Il avait de l'empathie pour nous qui avancions avec lui dans ses souffrances et cherchait à me réconforter.

Nous passions des heures à parler. Il me remplissait de conseils que j'ai gravés en moi et je lui ai dit : « Papa, c'est ainsi. On fait le mieux possible. L'essentiel, c'est que tu saches qu'on t'aime et que nous sommes là pour toi. » Il m'a répondu : « Moi aussi je serai toujours là ».

Vivre à tout prix

Assez vite dans les premiers mois de sa maladie, papa a eu tendance à taquiner, et à devenir autoritaire. Il avait besoin de montrer qu'il était là, qu'il avait le pouvoir de décider. Mon frère et moi obéissions, même si parfois nous trouvions ses exigences infondées, voire superflues. Nous devions toujours être partants : « On va le faire ».

Papa détestait qu'on s'apitoie. Qu'on montre une certaine tristesse ou angoisse. Il le manifestait par des malaises et nous devions l'épargner de tout cela. Un jour, j'ai réalisé qu'il nous avait donné ses jambes. Psychologiquement, c'est lui qui marchait, il ne se rendait pas compte de la charge qu'il nous imposait. Consciemment ou inconsciemment, il nous a transmis ces fonctions. « Ma tête va bien, ils vont prendre mes jambes, mes mains, ma parole... »

Papa adorait cuisiner, c'était sa passion. Il aimait qu'on arrive avec des sacs pleins. On les posait sur la table, il y en avait partout. C'était devenu sa façon de manger à lui. Il était heureux, même lorsqu'il n'a plus pu s'alimenter, car il avait participé à élaborer la liste des achats, assistait aux mouvements dans la maison, appréciait l'odeur de la cuisine, organisait le rangement des produits.

Un jour, il a voulu que je fasse son fameux poulet à la crème. Nous avions fait la liste des courses ensemble. Lorsque je suis rentrée, il a vérifié que tout convenait. « Tu vas prendre un bol... » et il m'a expliqué tout ce que je devais faire : couper les oignons, les faire griller... Il me donnait les instructions comme dans un livre de recettes. À chaque étape, j'allais mettre la casserole devant ses yeux pour qu'il me donne ses conseils. « Qu'est-ce que tu en penses, c'est cuit ? Ce n'est pas assez cuit ? », etc. « Rajoute de la crème... » C'était sa façon d'exister. J'étais alors ses jambes, ses déplacements, ses gestes.

Dans son appartement, il était hors de question qu'on évoque en permanence la maladie. Nous parlions de tout, nous vaquions à nos occupations comme tout un chacun, il y avait du mouvement, du bruit, on claquait les portes… Les petits-enfants avaient la clé. Ça rentrait, ça sortait. « Papa, qu'est-ce que tu veux aujourd'hui ? », comme s'il était valide.

En dehors des repas, papa avait son lot d'activités. On lui mettait des concerts sur écran, du jazz. Une auxiliaire de vie venait lui faire la lecture du journal à voix haute.

À vouloir vivre à tout prix ces petits moments de bonheur, il m'est arrivé d'occulter certaines évidences. Un jour par exemple, je me suis rendu compte qu'il ne pouvait plus bouger ses mains, alors que manifestement je le savais puisque je lui coupais les ongles. Sans réfléchir, et de façon tout à fait naturelle, je lui ai demandé de changer de chaîne. Il m'a regardé et m'a fait observer que ce n'était pas possible. Il y a eu un moment suspendu, un choc silencieux. Pouvoir changer les chaînes de la télévision a été l'une des capacités qu'il a le plus appréciées, parce qu'elle lui permettait de rester maître de ce qu'il regardait.

Encore une fois, il est venu à mon secours. Il m'a dit : « Comme d'habitude ma fille, depuis un moment déjà », avec une telle maîtrise de lui-même et un tel naturel que j'en ai été déconcertée.

Dans les trois derniers mois, papa me disait, il faut que j'aille chez l'ophtalmo et chez le dentiste. C'était une question de dignité. Comment faire ? Je ne pouvais pas lui dire : « Papa, tu es trop fragile. » Ç'aurait été trop violent pour lui. J'ai pris les rendez-vous comme il me l'avait demandé.

L'Isolement par la maladie : la double peine

L'annonce de la maladie, puis les différentes étapes qui ont conduit à sa sédentarisation ont progressivement mis papa à l'écart.
Ses amis étaient dans l'inquiétude pour lui, sans doute dans une certaine forme de tristesse, mais très vite, ils n'ont plus été en mesure d'affronter son contact.
Je me suis sentie très seule, parce que la distance s'était creusée entre ce que je vivais et ce que pouvaient en comprendre les autres. Eux ne mesuraient pas la gravité de la situation. Pour ma part, je la vivais au contraire pleinement. On se sent seul dans ces épreuves, parce que personne ne peut se mettre à notre place.

Dans ces circonstances, la famille reste essentielle. Les frères et sœurs de papa vivaient à Marseille, ils étaient présents dans son parcours. Ils s'appelaient de temps en temps. Ils s'aimaient tous beaucoup. Papa aimait ses sœurs. Nous sommes très liés entre cousins et cousines, même si nous ne nous voyons pas souvent.

Il avait passé de longues années au contact d'un nombre incalculable d'artistes. J'ai été très amère de leur silence. Tous les musiciens avec qui mon père avait été généreux brillaient par leur absence. Personne pour l'accompagner et lui dire au revoir. Papa ne m'en parlait pas, n'exprimait pas ses sentiments sur le sujet. Peut-être n'avait-il pas envie que ses frères de scène le voient dans son état ? Cependant, il a été heureux des quelques visites qu'il a eues.

Un week-end qu'il était mal, d'anciens amis d'Afrique avaient fait le déplacement de Paris, sous prétexte de lui rendre visite. En fait, ils étaient venus pour « gratter » encore du matériel, mais pas pour lui dire : « Bonjour, comment vas-tu Lucien ? ».
Papa, mon frère et moi avions bien compris leur intention. Ils sont repartis après un bon repas. L'un d'eux a dit à mon père qu'il reviendrait le voir au mois de juin suivant. Mon père m'a dit : « Tu verras, on ne les verra plus. » Il l'avait dit sur le ton de la blague, car il avait été content d'avoir vu ces amis

de longue date. Il était essentiel pour moi qu'il garde son humour.

Je ne porte aucun jugement sur ces personnes. C'était peut-être leur façon d'exprimer leur tristesse de voir leur ami malade. Eux n'avaient pas appris à peser leurs mots, ils ont mis les pieds dans le plat et j'ai trouvé leur attitude très indélicate, irrespectueuse. Ils ne sont pas venus à l'enterrement.

Le départ de papa

La conscience de la mort

Les deux derniers Noëls se sont passés chez papa. Le soir de Noël 2016, nous étions tous réunis. Étaient présents mon frère, sa femme et ses cinq enfants, maman, mes deux enfants et moi. Ma belle-sœur avait dressé la table. L'ambiance était sympathique et chaleureuse.

Mon père était alité dans le salon, à nos côtés. Son plaisir était grand de nous voir manger et de nous entendre rire. Je lui donnais quelquefois de petits morceaux à manger, jusqu'à la bûche.

Bien avant, il m'avait dit d'aller retirer les étrennes et de préparer les enveloppes pour tout le monde. Je les avais accrochées au sapin. Il y a eu des moments d'émotion. Papa s'est mis à pleurer. Il savait que c'était son dernier Noël.

Papa était catholique non pratiquant, mais profondément croyant. Il s'est dit : « Après mes enfants, qui va m'accompagner ? » Il s'est raccroché à des objets spirituels. En face de lui, dans sa chambre, il voulait une grande croix. Maman lui avait rapporté de Lourdes un grand chapelet en perles de bois. C'est avec celui-ci qu'il a voulu partir. Il avait aussi un petit chapelet dans les mains. Il ne voulait pas être seul. Il avait besoin de ces objets pour se raccrocher à quelque chose. Papa a voulu que mon frère et moi en ayons un aussi pour que ce chapelet nous réunisse, par la pensée, même après sa mort. Dieu serait la seule personne qui l'accompagnerait dans sa nouvelle vie.

Un soir, il m'a dit : « Va chercher une chaise ». Je me suis installée à ses côtés et il s'est mis à raconter, comme dans la confidence :
« J'avais une vraie complicité avec ta tante Marcelle. Enfants, nous étions les rois pour faire des bêtises ! Tu sais, je l'aime beaucoup. Ta mère, cela fait deux jours que je ne l'ai pas vue. Si j'étais en bonne santé, je l'aurais redemandé en mariage… Et Thierry, je veux qu'il réussisse dans la vie et qu'il soit tranquille et heureux. Tu sais, j'adore mes petits-enfants ! J'en ai sept, ça commence à faire pas mal. J'ai une réelle affection pour Sandrine (ex-belle-fille), elle est toujours là pour me rendre des petits services, je ne peux pas l'oublier… »
Il était content que j'aie trouvé quelqu'un qui me rende heureuse… Bien sûr, il avait pris conscience que sa femme vieillissait aussi, qu'elle n'avait plus la même force qu'avant… il fallait prendre soin d'elle. Il me donnait des conseils…
Ce flot de paroles était un mélange de tout ce qui avait meublé et meublait encore son existence. Malgré quelques regrets, il était content d'avoir profité de la vie.
Sa façon de parler n'était plus la même. Il savait qu'il allait mourir. Je sentais qu'il s'efforçait de me

livrer tout d'un bloc, en essayant d'en dire le plus possible.

J'ai perçu son inquiétude de laisser ses deux enfants. Il savait qu'il n'aurait plus de vue sur nos vies. Jusque-là, il ne s'en était pas mêlé, mais il avait été là, même discrètement. C'était le pilier de mon frère. Jusqu'à sa mort, il a adoré son fils. Il essayait de me dire qu'il nous protégerait pour toujours, de ne pas nous inquiéter.

Dans ce face-à-face intime, j'ai reçu comme des paroles de sagesse. C'était sa façon de dire : « Tu devras apprendre à vivre sans moi ».

Ce long monologue a duré ainsi jusqu'à une heure du matin.

La dernière année de la vie de papa a été une dégradation régulière très compliquée. Pourtant, il n'a jamais été question d'euthanasie. Papa refusait également tout acte chirurgical. Il l'avait toujours dit, il voulait partir tranquillement.

Il est resté chez lui jusqu'à une semaine avant sa mort, fin janvier 2017, toujours entouré et accompagné par des professionnels extrêmement compétents, faisant preuve d'une totale bienveillance. Depuis plusieurs mois, la chef de service à l'hôpital de la Timone, le réseau SLA avaient été formidables. Mais un jour, cette aide n'a plus suffi.

Papa ne s'est plus intéressé à rien. Il n'avait plus d'attention aux choses. Il était dans un autre monde. Il était temps d'intégrer un lieu adapté, car ses souffrances étaient telles qu'il avait besoin d'une assistance médicale permanente. Papa voulait retourner à la Maison de Gardanne, car il avait apprécié cet établissement. Dans l'attente, une infirmière a été missionnée pour rester à son chevet. Je devais repartir pour mon travail. Trois jours plus tard, une place s'est libérée. Mon frère a expliqué à papa qu'il était admis et qu'il serait là pour l'accompagner. Il l'a été, bien sûr. S'il n'avait pas pu, j'aurais été présente. L'annonce de ce départ de la maison a été le choc ultime avant sa mort.

Le 20 janvier 2017, papa a quitté son domicile entouré d'un cortège de soignants. Mon frère l'a serré dans ses bras. J'étais absente. Je les ai rejoints trois ou quatre jours plus tard. Il ne pouvait pas en être autrement. Ce moment a été très difficile pour tous.
Je l'ai imaginé dans sa détresse lorsqu'il a franchi le seuil de son appartement. Quel déchirement, quel chagrin cela a dû être pour lui ! À cet instant, toute sa vie a probablement défilé dans son esprit.
Chacun savait que c'était un départ définitif. Pour papa, c'était horrible. J'ai compris quelle peur devait être la sienne, parce qu'il entendait tout ce qui se passait autour de lui. Même si nous avions

tout fait pour qu'il reste à la maison jusqu'à la fin, le cours des choses nous échappait.

J'ai continué à lui parler au téléphone. Je n'ai jamais cédé à cette habitude. L'aide-soignante mettait le haut-parleur. Je continuais à lui parler. « Papa, tu vas bien ? » J'essayais de faire comme d'habitude, de l'informer de ce que je faisais. « Mon stage se passe bien, je suis sur la route… Je te laisse, je te rappelle ce soir. »

Sur place, on a rencontré une équipe très à l'écoute, bienveillante, formidable, que je n'oublierai jamais. Malgré l'angoisse de mourir qu'on percevait chez lui, un jour, il a accepté de partir dans la sérénité.

L'accompagnement ultime vers la fin de vie

Papa nous a quittés le 28 janvier 2017. C'était un samedi, mon frère et moi étions sur place. Le médecin est venu nous voir, il nous a fait comprendre que papa voulait partir. Ma première réaction a été de refuser. Je voulais qu'il garde son aide respiratoire[7], car je l'imaginais mourir en s'étouffant si on la lui retirait. Je suis allée le voir et lui ai dit : « Écoute papa, tu ne vas pas faire ça… » Je suis allée un peu contre sa volonté. Papa n'était

---

[7] VNI : Ventilation Non Invasive.

pas capable de répondre, mais je sais qu'il m'avait comprise. Une heure plus tard, le médecin est revenu nous voir : « Votre papa n'a pas la force de vous dire non, mais il veut vraiment partir. » Nous avons donc accepté.
Dans la chambre, les gestes techniques ont pris le relais. Pendant ce temps, nous avons gardé le contact avec lui. Je lui ai beaucoup parlé. « Papa, tu sais qu'on a tout fait… Qu'est-ce qu'on peut faire encore ? Ton fils est là, je suis là, on continue à t'accompagner. Courage… » Il a été câliné. Je gardais le contact avec les mains. On faisait en sorte que ses angoisses soient les plus faibles possible.

Maman était présente aussi. Elle a pris sa main, l'a caressée et y a déposé un baiser. Grâce à ce geste plein d'amour, je pense qu'il est parti sereinement.

Dans les derniers instants de sa vie, la famille était là, dont un petit-cousin de 6 ans qui est entré dans la chambre. Il s'est mis à bouger, à s'agiter comme le font les enfants de cet âge.
Même si la mort c'est la vie, peut-être n'était-il pas à sa place… C'est une question que je me suis posée. Peut-être l'enfant aurait-il dû avoir le choix de rester ou de sortir, dans le respect de la douleur ressentie dans ce moment difficile. Nous étions en pleine conscience de ce qui se jouait, l'esprit entièrement tourné vers mon père qui se détachait de nous. L'instant était grave. J'ai eu mal pour papa,

parce que pudique comme il était, il aurait difficilement accepté qu'on le voie dans l'état dans lequel il se trouvait alors. Le petit a fini par dire : « Vous avez des têtes de pauvres… » Il a exprimé avec ses mots la tension douloureuse qui se lisait sur nos visages. Son agitation ne montrait que la difficulté pour lui de vivre cet instant. Peut-être aurait-on pu lui épargner cette expérience.

Grâce à la bienveillance des gens de métier, papa a été bien entouré. Il a été beaucoup soutenu par sa famille et par le service paramédical qui nous a accompagnés jusqu'au bout. Il y avait de l'humanité dans leur façon d'agir. Le plus important a été la communication. Il faut de l'échange, de l'empathie. Il faut peser les mots. J'ai été surprise de tant d'attention. Cette épreuve m'a permis de prendre conscience de beaucoup de choses, et notamment de ce qu'est la mort.

À 19 h 2, tout s'est arrêté. Le choc. Pendant quelques instants, j'ai été dans l'incompréhension, comme perdue.

Mon compagnon et moi avons dormi sur place, dans une chambre destinée aux familles. Dans la nuit, je me suis réveillée en sursaut, en nage. Je me suis levée, et j'ai déambulé dans le couloir du centre. Une infirmière m'a rejoint et a été à mon écoute. J'étais encore sous le choc. Je transpirais, j'avais les jambes qui flageolaient. Elle m'a proposé un médicament homéopathique pour me calmer.

À cet instant, je me suis sentie très seule, dans une grande souffrance, comme un naufragé qui n'arrive pas à atteindre la bouée qui lui permettrait d'échapper à la noyade.

Le lendemain, il a fallu sortir pour se procurer quelques affaires manquantes. Je me suis retrouvée dans un supermarché, totalement désorientée, et extrêmement angoissée. Mon compagnon m'encourageait : « Ça va aller ».

La vie continue

Nous avons fait les démarches pour que maman s'installe dans l'appartement de papa. « C'est sa femme qui est là maintenant », pouvait-on entendre dans le voisinage. C'était le souhait de papa.

Après la mort restent les objets qui ont vécu avec le défunt. Thierry conserve précieusement l'accordéon offert à notre père pour ses 18 ans, ainsi que ses partitions qui ont tant voyagé. Je suis heureuse qu'il en prenne soin. C'est très important.

Depuis que papa est décédé, j'ai la force de tout faire. Peut-être que s'il était encore là, j'aurais moins d'ambition et d'envie. J'aime à croire que c'est lui qui m'aide à avancer.

Un bon accompagnement vers la fin de vie apaise le deuil. On peut alors se dire qu'on a fait ce qu'il fallait. La mort fait partie de la vie et la vie continue.

Père, ta vie continue en nous comme un refrain sans cesse répété. Peut-on dire que la maladie a gagné ? Non, elle a plutôt tenu une place de plus en plus grande chaque jour, jusqu'à nous envahir tout à fait. Exprimer par écrit ce que nous avons vécu m'aide aujourd'hui à faire mon deuil.

J'ai une pensée pour toutes les personnes qui continuent leur combat : les malades, les familles, les équipes pluridisciplinaires, les services sociaux et médico-sociaux. Un grand merci à ces derniers qui nous sont d'un grand secours grâce à leur accompagnement plein d'humanité. Je voudrais dire à tous, aidants présents ou à venir, de ne pas négliger la qualité de votre présence auprès de ceux que vous aidez, de ne pas vous isoler dans cette action complexe et de ne pas hésiter à faire appel à des professionnels. Le but ultime est le bien-être de la personne en situation de perte d'autonomie, et le respect de sa dignité.
Ainsi, au moment où cette personne disparaîtra, vous pourrez dire que vous étiez là, vous avez fait ce qu'il fallait, que vous l'avez entouré, vous avez été efficaces… et le poids des regrets s'en trouvera allégé.

La maladie de Charcot aujourd'hui

Selon l'ARSLA (association pour la recherche sur la SLA), la SLA affecte aujourd'hui 5 000 à 7 000 patients en France avec une incidence annuelle proche de 2,5 pour 100 000 habitants.

Aucun facteur de risque n'a été identifié de manière formelle au cours des études cas-témoins. Une interaction entre une susceptibilité génétique et des facteurs environnementaux reste néanmoins possible.

Sur le plan clinique, la SLA débute en moyenne à l'âge de 55-60 ans avec une très faible prépondérance masculine.

En décembre 2017, le magazine Pour la Science publiait :
« Ces dix dernières années, les techniques de séquençage du génome ont permis de mieux comprendre l'origine biologique de la maladie. De nombreux gènes, individuellement ou en association, augmentent la prédisposition d'un individu à développer la SLA. On a identifié des mutations génétiques spécifiques dans près de 70 % des cas familiaux et dans environ 10 % des cas sporadiques — apparaissant de façon erratique, sans transmission familiale.
Cette quantité impressionnante de données génétiques ouvrira peut-être la voie au développement de nouvelles thérapies. »

L'association Espoir Charcot a été créée par les parents de « Margaux qui s'est envolée en septembre 2012 à l'âge de 23 ans » parce qu'elle était atteinte de cette maladie. Ses objectifs sont :
1. Donner un « statut social à la maladie de Charcot » à travers des événements ;
2. Soutenir, aider et accompagner les malades dans leur quotidien ;
3. Soutenir, aider et accompagner les « aidants familiaux » pendant et après la maladie de leur proche ;
4. Soutenir les chercheurs et collecter des fonds pour la recherche fondamentale et clinique.

Sur son site internet, l'association propose des articles sur les avancées scientifiques sur la maladie elle-même, ainsi que sur l'amélioration des conditions de vie des malades.

Tout au long de sa maladie, papa surveillait les publications qui auraient pu lui donner un espoir de guérison ou d'amélioration de son état. S'il est mort trop tôt pour voir les premières avancées en ce sens, il est primordial de poursuivre les recherches qui contribueront à soigner les malades d'aujourd'hui.

Chapitre III
Retour sur mon expérience d'aidant

L'accompagnement de mon père et ma formation au Diplôme d'État d'Accompagnant Éducatif et Social (D.E.A.E.S.) que j'ai suivie en parallèle me permettent de mieux appréhender aujourd'hui la manière de venir en aide aux personnes en perte d'autonomie.

Qu'il soit pris en charge par la famille ou non, l'accompagnement diffère peu. Certes, la dimension affective justifie un positionnement différent, mais le principe de l'accompagnement est le même dans l'écoute, dans le repérage des besoins de la personne, dans l'instauration de la confiance.

Un jour, on est venu livrer du matériel médical chez mon père. Il y a eu un problème et le livreur a téléphoné à son chef en parlant d'une voix forte devant la porte d'entrée ouverte en sachant que mon père était au salon : « Je suis chez le monsieur qui a la maladie d'Alzheimer, qui ne bouge pas, là... » Ces propos m'ont extrêmement choquée. Très contrariée et en colère, j'ai accouru sur le seuil et j'ai dit à ce monsieur : « Qu'est-ce que vous avez dit ? Vous allez me répéter ce que vous venez de dire sur mon père. Vous livrez les gens, vous ne savez pas ce qu'ils ont ? Vous vous exprimez d'une façon qui n'est pas du tout professionnelle... » J'ai menacé le monsieur d'appeler son patron. Il s'est confondu en excuses en expliquant qu'il n'avait pas mesuré ses propos. « Restez dehors » a été ma première réponse. J'avais besoin d'un peu de temps pour reprendre mes esprits. Quelques minutes plus tard, j'ai accepté ses excuses, tout en lui conseillant de se former et de mesurer ses paroles.

Dans cet exemple, l'affectif l'a emporté sur une réaction raisonnée. Certes, cet homme s'était trompé de pathologie concernant mon père, il avait été maladroit dans sa formulation, mais il ne s'adressait pas à moi, et il avait raison sur le fait que papa ne pouvait plus bouger.

Cette expérience montre d'abord qu'il est primordial de connaître la maladie, ce qu'elle engendre pour la personne ; ensuite, que l'accompagnement d'un malade qu'il relève de professionnels ou non, demande des postures et savoir-faire particuliers.

Voici donc quelques points que je trouve important de connaître lorsque l'on est en situation d'aide.

1. L'aide est encadrée par des lois

Les politiques publiques et plusieurs lois[8] encadrent le rôle des aidants d'une part et éclairent les aidés sur leurs droits d'autre part.

L'administration centrale élabore les lois, tandis que les services déconcentrés, au niveau des territoires, mettent en œuvre ces lois. Ce sont ces services que nous devons solliciter. Plusieurs textes peuvent être utiles à connaître.

Ainsi, tout un chacun doit avoir connaissance de ces textes réglementaires et ne pas agir sans cadre. En effet, le risque pourrait être de se voir condamner à de la maltraitance par exemple, si l'on a mal agi avec une personne en situation de perte d'autonomie, même s'il s'agit d'un membre de sa famille.

Il est important également de connaître les aides mobilisables, qu'elles soient médicales ou administratives.

Dans la situation d'une aide professionnelle, l'aidant doit pouvoir se positionner dans une éthique de travail s'appuyant notamment sur le

---

[8] On peut citer notamment la loi de 2002 sur la rénovation sociale et médico-sociale et celle de 2005 sur l'égalité des droits et des chances, participation à la citoyenneté des personnes handicapées. Textes de loi en annexe.

secret professionnel ou la discrétion, sous peine de se faire sanctionner.

On oppose notamment la maltraitance à la notion de « bientraitance ». La bientraitance[9] est une démarche globale dans la prise en charge du patient, de la personne et de l'accueil de l'entourage visant à promouvoir le respect des droits et libertés de la personne. Elle passe notamment par l'écoute et le respect de la dignité de la personne.

Voici les acteurs que nous avons sollicités dans le cas de l'accompagnement de mon père :

- Le réseau SLA la Timone, à Marseille ;
- L'assistante sociale de secteur ;
- Le conseil départemental pour l'Allocation Personnalisée d'Autonomie (l'A.P.A.) ;
- La Maison Départementale pour les Personnes Handicapées (M.D.P.H.) ;
- Les divers professionnels de la santé : Médecin, neurologue, infirmier(ère), aide-soignant(e), psychologue, Kinésithérapeute, Ergothérapeute… le service ambulancier… ;
- Société d'aide à la personne à domicile : auxiliaire de vie ;
- La Croix Rouge ;
- Centre de soin palliatif : La Maison, à Gardanne (13).

---

[9] Définition en annexe.

- La pharmacie et son équipe sédentaire et de livraison ;
- Société matériel paramédical accompagné de techniciens.

2. Comprendre la maladie, le handicap de la personne aidée

Comprendre et faire comprendre la maladie

Cela revient à bien connaître et comprendre le fonctionnement normal de l'être humain, ses fonctions vitales, même en n'étant pas professionnel de santé. Par ailleurs, il est important de connaître la personne que l'on accompagne. La connaître, c'est être informé de son parcours de vie, de ses habitudes, de ses besoins, de ses relations aux autres…

Certains psychologues et thérapeutes ont travaillé sur les besoins fondamentaux de l'être humain. C'est le cas de Abraham Maslow qui en propose une représentation sous la forme d'une pyramide. C'est aussi, Virginia Anderson, qui parle des 14 besoins fondamentaux[10].

Toutes ces données sont extrêmement importantes pour détecter chez les personnes en perte

---

[10] Cf. annexe.

d'autonomie les écarts, les changements qui peuvent apparaître avec une situation préalable connue.

Cette détection d'altérations permettra d'agir, notamment en alertant les professionnels concernés, chacun dans sa spécialité : psychologues, médecins, kinésithérapeutes…

Lorsqu'on ne comprend pas, que l'on n'est pas impliqué dans l'accompagnement d'une personne malade, on commet des impairs. Un jour, papa a fait un petit malaise. Les pompiers sont venus. Une voisine ne pouvait plus sortir sa voiture et s'emportait parce qu'elle ne pouvait pas se rendre à un rendez-vous. Je l'ai raisonnée : « Vous connaissez mon papa, il est très malade, je vous demande de patienter s'il vous plaît. » Il s'agissait des pompiers. Tout le monde sait qu'on ne déplace pas les pompiers inutilement. J'ai trouvé cela malveillant de sa part.

Certaines personnes ont du mal à sortir de leur propre problématique alors qu'elles sont valides. Mon père avec humour a dit : « Je vais faire un 100 mètres. » Je précise que cela n'a pas empêché cette personne d'être présente lors de la levée du corps de papa.

Comprendre les conséquences de la maladie

En conséquence, constater et prendre conscience de la maladie facilitera l'analyse des besoins de cette personne.

Bien sûr, on connaît mieux ses proches et l'on peut mieux évaluer les besoins perturbés de ceux que l'on côtoie régulièrement, mais par le dialogue avec la personne et son entourage, on peut aussi comprendre les manques et les besoins de toute personne que l'on doit accompagner.

Dans le cas de mon père, la maladie évolutive a exigé l'adaptation de l'aide en fonction des complications successives. Contrairement à d'autres pathologies, moins invalidantes, une maladie dégénérative engendre des besoins grandissants à plus ou moins brève échéance.

Comprendre ce qui se passe chez l'autre permet aussi d'accepter sa situation et sa souffrance. La compréhension sous-entend l'acceptation. Le déni, même s'il peut être naturel et se comprendre, peut conduire à la maltraitance s'il bloque ou retarde l'aide.

Papa a eu mal aux pieds. « On dirait que j'ai des briques sur les pieds », me disait-il. Le seul poids du drap était douloureux. Je lui ai répondu que j'allais en parler à l'ergothérapeute. Celui-ci m'a conseillé la mise en place d'un arceau au pied du lit pour surélever le drap. Une fois installé, mon père m'a dit : « ça fait moche, tu ne vas pas me laisser ça !

– Papa tu m'as expliqué que tu avais mal… On essaie de trouver une solution pour que tu sois bien et t'éviter des souffrances. »

J'ai dû dédramatiser et presque négocier : « Est-ce que tu veux être bien ? » Cette question a été très fréquente.

À cet instant, j'ai pris conscience que son corps n'était plus celui de mon père. Ses muscles ne fonctionnant plus, j'ai réalisé la souffrance qui devait être la sienne.

Pour bien accompagner, il est donc primordial de repérer les besoins perturbés. Il est alors possible de mettre en place une aide matérielle et psychologique adaptée.

Les degrés de perte d'autonomie correspondent à une progression en termes de handicap. La grille AGGIR (Autonomie Gérontologique Groupes Iso-Ressources) permet d'évaluer le degré d'autonomie ou de perte d'autonomie des personnes.

Il existe 6 GIR. Le GIR 6 le niveau de perte d'autonomie le plus faible, le GIR 1 est le plus fort, ce qui était le cas de mon père dans les dernières semaines de vie.

Seules les personnes évaluées en GIR 1 à GIR 4 peuvent bénéficier de l'Allocation Personnalisée d'Autonomie (A.P.A.[11]).

---

[11] Cf. annexe.

Lorsqu'une demande d'A.P.A. est déposée auprès du département, celui-ci mandate une visite d'évaluation au domicile de la personne. Cela a bien sûr été le cas pour mon père. Cette visite a été renouvelée autant de fois que nécessaire jusqu'à une prise en charge totale.

La perte d'autonomie s'accompagne de bouleversements dans son rapport à l'autre. La personne n'est plus acceptée comme elle est, elle est progressivement éloignée d'un groupe ou s'en isole volontairement. Isolement et carence affective détériorent la qualité de vie du malade.

Comprendre les réactions du malade

Comprendre les réactions du malade, c'est comprendre la difficulté de renoncer à effectuer certains gestes et à certaines habitudes.

À la survenue d'un nouveau handicap, mon père se faisait assez vite une raison. Cela commençait par un constat, ce n'était plus possible de faire telle ou telle chose, et nous organisions les soins différemment. Pourtant, cela ne l'a pas empêché de devenir irritable. La prise de conscience de son état arrivait dans un deuxième temps et le mettait en colère. Il boudait. J'ai souvent remarqué ce décalage dans le temps entre l'acceptation et la prise de conscience. Souvent, c'est la gestion de la douleur qui avait forcé le changement. La phase d'acceptation arrive dans un troisième temps.

L'irritabilité ou la dépression semblent inhérentes à la perte d'autonomie. On ne régresse pas de gaîté de cœur. Lorsque « pouvoir » et « vouloir » ne sont plus en phase, la personne voit grandir ses frustrations. Or, une frustration est acceptée quand l'après promet d'être meilleur, mais la perte d'autonomie ne présage rien de positif. Il est nécessaire de gérer la privation continue, ces sacrifices de tous les jours.

Le raisonnement est la meilleure des solutions. J'ai souvent dû chercher les arguments pour avancer. « Papa, tu ne peux plus manger, tu risques de t'étouffer. Mais on va quand même faire les courses… et préparer un repas. »

Au-delà des conséquences physiques et physiologiques de l'avancée dans la maladie, qui sont prises en charge par des équipes pluridisciplinaires, souvent de façon efficace, le chemin vers l'acceptation est l'une des difficultés qu'il m'a paru essentiel de partager dans ce livre.

3. Comment agir ?

L'aide est une affaire de postures qui demandent toutes un savoir-être basé sur l'écoute, la bienveillance, la mise en confiance et l'empathie.

En étant présent pour le malade

« Être là » physiquement, mais aussi mentalement est essentiel. La présence d'une aide suscite la confiance et rassure, elle offre une approche humaine et bienveillante.

Quand j'étais près de mon père, j'étais présente avec lui, je ne le quittais pas, je n'allais pas faire les boutiques pour mes besoins. Il s'agissait d'une présence pleine et entière pour l'écoute. Un lien familial peut aider dans ce cas-là. On connaît le caractère, jusqu'où vont les émotions de la personne. Si l'on ne connaît pas la personne, la relation de confiance vient avec le temps. Je dirais qu'il faut être présent à sa manière, avec sa personnalité, mais être présent. En conclusion, soyez comme vous êtes, mais soyez là.

Il va de soi également que la présence physique ne doit pas signifier envahissement. Par exemple, il est important de ne pas s'introduire chez les personnes comme chez soi, parce que l'on reste un élément étranger pour celles-ci.

Les derniers temps, papa dormait beaucoup. Quand je passais deux ou trois jours avec lui, les moments silencieux étaient nombreux. Je le veillais, j'allais sur le balcon. Le reste du temps, je « meublais », j'allumais la télé, je commentais pour lui les images.

La présence n'est pas forcément physique, sur l'instant, mais elle est permanente dans l'attention à l'autre, dans le « souci » qu'on a de l'autre, même à distance. Il peut s'agir d'une prise de nouvelles par téléphone. Pour ma part, je prenais soin d'appeler mon père tous les matins, à 11 heures. Les premiers temps, c'est lui qui décrochait ; puis l'assistante le faisait pour lui. Lorsque papa n'a plus parlé, elle mettait le téléphone à son oreille. Ainsi, j'ai toujours gardé le contact avec lui.

En observant

L'observation favorise le décodage des besoins. Papa aimait les glaces. Un jour, il était 16 heures. Je lui ai demandé s'il voulait quelque chose. À cette époque, il ne parlait plus, il était fatigué et ne bougeait plus la tête. « Tu veux goûter ? » lui ai-je demandé. Tu veux une glace ? J'ai vu son visage se détendre. J'ai compris que l'idée était bonne. J'ai coupé des petits morceaux, pour faire fondre la glace au niveau des lèvres pour qu'il sente le goût, l'odeur, et prenne plaisir à profiter de cela. J'étais contente d'avoir entendu son envie du moment.

L'observation, c'est prendre les devants, anticiper un besoin. Ainsi, dans les derniers temps, je devançais ses désirs, ses envies : « je vais te donner à boire. Si tu as soif, c'est très bien, si tu n'as pas soif, cela ne te fera pas de mal. »

Un regard, une expression du visage peuvent suffire à décrypter un besoin. Ainsi, en fonction de l'expression du visage de papa, je savais s'il était serein ou s'il était fâché. Je détectais un froncement de sourcil, une expression de douleur, une colère ou de peur. Les derniers jours, son regard était son seul moyen de communication.

En communiquant

Lors d'un échange avec une personne valide, nous respectons des codes de bonne conduire, de politesse et de savoir-vivre. Mais l'on aborde tous les sujets de la vie, y compris les projets de chacun.

Lorsque les difficultés surviennent et prennent une place importante dans la vie de la personne, le rapport à l'autre par la discussion devient une action consciente. Il faut alors construire notre discours, peser nos mots, mesurer, voire censurer notre langage… pour ne pas faire d'impair et blesser l'autre. Il est primordial notamment de ne pas infantiliser la personne, de respecter ce qu'elle est et ce qu'elle a été.

Par ailleurs, les sujets de discussion sont de fait plus souvent orientés sur la personne et ses besoins. Il faut alors construire un discours qui convainque et sécurise.

Lorsque la communication ne peut plus être verbale, la relation à l'autre est inévitablement modifiée. Dans les dernières semaines de vie de papa, nous étions très souvent plongés dans de grands silences.

J'avais à cœur de le faire sortir de l'emprise de la maladie, de le faire rire. « Tu te rappelles ? » et l'on se racontait un événement ou une situation qui l'avait rendu heureux.

La maison d'un malade doit s'agiter des événements de la vie et ne pas devenir progressivement une chambre mortuaire.

En étant créatif

« Qu'est-ce que je vais trouver pour aller dans le bon sens ? » C'est une question que je me suis souvent posée. Je devais recourir à un bon argumentaire pour présenter des choses positives en permanence à papa.

J'ai déjà évoqué l'importance des repas. Un jour, l'auxiliaire m'a appelée : « Ton père voudrait manger des endives. Je ne peux pas lui faire ça ! » Je lui ai répondu : « Tu fais un plat d'endives, et tu le mets à côté de lui ».

Même s'il ne pouvait plus manger, il n'était pas interdit de faire les courses, de préparer les repas, de le faire profiter des odeurs du quotidien. C'était un grand réconfort pour mon père, car la préparation du repas tient une grande place dans le déroulement d'une journée.

En dehors de ces moments, il est important de stimuler la personne par le biais d'activités. Nous faisions écouter à papa des concerts sur écran, du jazz. Il appréciait la chaîne consacrée au sport, et notamment les matchs de foot.

En ayant conscience de ses limites et de sa place

Concrètement, l'aidant exerce de façon logique et professionnelle tout en restant dans son champ d'action. Il doit respecter certaines règles de sécurité pour lui-même et les personnes qu'il accompagne.

Que l'on accompagne un parent ou non, tout est question de distance. Avant sa maladie, le contact physique avec mon père se limitait à une simple accolade. Peu à peu, la maladie nous a rapprochés physiquement. J'enlaçais mon père, je lui faisais des bisous.

Je voudrais souligner l'attitude professionnelle d'une aide-soignante qui était pianiste à ses heures. Un jour, elle a demandé des conseils à mon père pour vendre son piano. Il a été heureux et flatté de pouvoir l'aider. Elle avait reconnu son expérience. Elle a écouté et considéré mon père. Cependant, elle ne s'est jamais autorisée à jouer du piano à la maison. On peut partager des choses, tout en restant à sa place et considérer la personne pour ce qu'elle est, avec les compétences qu'elle a acquises tout au long de sa vie.

Certaines actions sont à laisser aux professionnels. La toilette en est un exemple. Pour mon père, c'est un infirmier libéral diplômé d'État (IDE) qui s'en occupait. Il travaillait en relation étroite avec les autres professionnels de santé et avec des intervenants du secteur médico-social. Une toilette peut être effectuée partiellement ou en totalité par une aide-soignante, ou une auxiliaire de vie dans le cadre d'un travail en collaboration avec l'infirmier.

L'objectif est de maintenir le bien-être de la personne en effectuant des gestes appropriés afin de maintenir sa peau en bon état cutané.

Lors d'une immobilisation longue, d'une paralysie ou d'un coma, les personnes sont sujettes à une grande fatigue, d'où l'importance des gestes professionnels.

Lorsqu'on ne se place pas à un bon niveau d'aide, la famille peut souffrir plus que le malade. Je dois souligner que lorsqu'il y a trop d'empathie, on n'est plus efficace. Que l'on soit aidant familial ou professionnel, il est important d'être à l'écoute et de communiquer des spécialistes qui sauront gérer une situation complexe.

4. Les savoir-être de l'aidant

L'empathie et l'écoute

L'empathie est la capacité de ressentir les émotions de quelqu'un d'autre, se mettre à la place de l'autre. On parle de l'empathie émotionnelle (affective) et l'empathie cognitive.

Entre la compréhension et l'exaspération : pour certaines personnes, l'empathie n'est pas naturelle.

Au début de la maladie, une personne de la famille, un peu exaspérée, a fait remarquer à mon père : « Mais tu ne peux pas redresser tes mains ? » On voyait que cette situation l'agaçait, elle qui était en pleine possession de ses moyens, elle ne comprenait pas qu'il ne puisse pas faire un geste normal.

C'est lorsqu'elle a vu de plus en plus d'intervenants pour la prise en charge de papa qu'elle a réalisé. Elle s'est retrouvée dans l'incapacité d'agir pour lui.

La bienveillance et le respect

La bienveillance n'est pas un mot, c'est une attitude. Ce n'est pas de la pitié, mais le respect de l'être dans son environnement. Elle demandera plus ou moins d'effort à l'aidant.

Le premier principe auquel je m'efforce de ne pas déroger, c'est que l'on n'oblige pas une personne à faire quelque chose, mais on lui demande son avis. Lorsqu'on est bien portant, on décide de telle ou telle choses, comme se laver, en toute liberté, sans que personne ne vienne nous dire « non, non, ce n'est pas l'heure. »

Lorsqu'on est aux toilettes, on fait ce que l'on a à faire. Personne ne vient nous disputer si on salit l'endroit. Parce qu'on a la capacité de nettoyer ce que l'on a souillé. Il faut avoir la capacité d'aller chercher plus loin le pourquoi de la souillure. Au départ, c'est souvent une volonté de se débrouiller seul. Il faut féliciter la personne malade qui fait des efforts pour qu'elle demande spontanément de l'aide ensuite. La saleté, ça se nettoie, ce n'est pas grave. Ainsi, il faut toujours encourager la personne et, quelle que soit son aptitude, encourager l'effort...

Tant que la personne peut décider par elle-même, on doit respecter ses choix. Même s'il ne lui est plus possible de décider, on respecte les choix qu'elle a eus avant sa perte d'autonomie, c'est-à-dire qu'on reste dans l'idée de progresser dans sa maladie comme elle aurait voulu le faire.

Mon père n'aimait pas regarder une certaine chaîne de télé, ce n'est pas parce qu'il ne pouvait plus l'exprimer qu'on lui a proposé de regarder cette chaîne. Lorsqu'il a commencé à avoir des troubles du langage, j'ai essayé de penser à ses habitudes, à me demander : « Dans cette situation particulière, que m'aurait-il dit ? ».

Lorsque mon père a été alité en permanence, nous avons fait en sorte de lui ménager une ambiance paisible, en diminuant l'intensité lumineuse de sa pièce de vie. Lorsque la personne reste en position quasi horizontale, les plafonniers de nos pièces de vie lui font désormais face. Il va de soi qu'il faut alors opter pour un éclairage indirect. Nous avons également changé les ampoules des lampes.

La vision n'est pas la même chez quelqu'un d'alité. Les angles de vue sont différents. Il faut se mettre à son niveau. Rester debout à proximité est également une forme d'agression. Ainsi, il ne faut pas faire de grands gestes, pour ne pas agresser la personne. Quand je rentrais chez lui, j'ouvrais la porte doucement. Je faisais des gestes de manière naturelle, mais j'allais doucement. J'ouvrais, je m'arrêtais : « Papa, c'est moi. » Il me répondait par un petit sourire.

Mon père avait une angoisse continuelle : la peur de mourir. On disait : « papa, on est là, ne pense pas à ces choses-là. Tu te portes bien, malgré ton handicap physique ». On mettait en évidence des choses positives : « Tu nous vois, tu nous entends… ».

L'authenticité
Être authentique, ne pas exagérer une parole, ne pas dissimuler une information… me semble

primordial. Les personnes qui ne peuvent plus communiquer, qui ont une communication non verbale observent beaucoup. Elles sont capables de détecter un mensonge et sentent que quelque chose ne va pas, ou n'est pas naturel. Ainsi, il faut rester vrai, transparent, spontané et ouvert.

Dans un contexte centré sur la maladie, on ne peut pas ignorer ce qui se passe autour. Un jour, nous avons appris la nouvelle du décès de Lili, la seule cousine que papa avait du côté de sa maman, sa très bonne cousine d'Afrique de laquelle il était très proche.

J'ai pris le temps de réfléchir à ce que je devais lui dire. On m'a conseillé : « Ce n'est pas parce qu'il est malade qu'il n'a pas le droit de savoir. » Dans ma conscience, je me disais, pourquoi n'aurait-il pas le droit de le savoir ? Après tout, il avait vécu avec ces personnes, cela faisait partie de sa vie. Mais j'étais préoccupée par l'idée que cette nouvelle risquait d'aggraver son état, je n'avais pas envie de cela.

Un matin, je me suis demandé de quelle façon j'allais lui annoncer le décès de cette cousine qu'il aimait tant. J'ai d'abord parlé d'elle. « Tu te souviens de Lili… » Il avait le sourire. « Tu savais qu'elle était souffrante ? » Il m'a encore parlé d'elle : « Je lui avais proposé de venir en France pour se soigner…

– Tu sais papa, elle est montée au ciel. »

Certes, je l'ai un peu infantilisé avec cette phrase. Mais je ne pouvais pas lui dire qu'elle était morte. Je devais trouver les mots pour lui dire qu'elle était partie.

Il a pleuré. Je l'ai consolé. Je lui ai dit qu'elle avait beaucoup souffert, et que c'était une délivrance pour elle, qu'elle ne souffrait plus. « Qu'est-ce que tu en penses ?

– C'est vrai. »

Nous n'en avons plus jamais parlé. Aujourd'hui, je ne regrette pas. Mieux, je culpabiliserais de ne pas l'avoir informé.

Parce que parfois les mots sont difficiles à trouver, certains aidants mentent. Ils le font pour se libérer, pour se décharger, pour abréger une discussion qui pourrait s'avérer trop longue, parce qu'ils ont du mal à affronter la réaction de l'autre. Surmonter cette difficulté facilite pourtant souvent les choses.

Surestimer les possibilités de quelqu'un, lui dire qu'il peut faire une action alors que concrètement tout l'en empêche peut avoir de graves conséquences. Il faut pouvoir dire non dans certaines situations.

Lorsque mon père voulait manger certains aliments, j'ai dû le lui refuser : « Je vais t'expliquer pourquoi tu ne peux pas manger cela. Tu as des soucis de déglutition ». Il fallait qu'il mastique et imprègne de salive l'aliment, qu'il constitue ce qu'on appelle le bol alimentaire avant d'avaler. Papa a constaté qu'il n'était plus en capacité de le faire. Il a compris cela. « Qu'en penses-tu ? » Ainsi, nous avions expliqué les choses sans avoir été radicaux avec lui.

ANNEXES

Quelques informations et textes de références

La grille AGGIR

Selon le site officiel de l'administration française : service-public.fr

Selon le texte de référence suivant : **Code de l'action sociale et des familles : articles R232-1 et R232-6**

Qu'est-ce que la grille AGGIR ?
La grille nationale Aggir permet d'évaluer le degré de dépendance du demandeur de l'allocation personnalisée d'autonomie (Apa), afin de déterminer d'une part l'éligibilité à l'allocation, et d'autre part le niveau d'aide dont il a besoin. Les niveaux de dépendance sont classés en 6 groupes dits « iso-ressources » (Gir). À chaque Gir correspond un niveau de besoins d'aides pour accomplir les actes essentiels de la vie quotidienne.

La grille Aggir évalue les capacités de la personne âgée à accomplir 10 activités corporelles et mentales, dites discriminantes, et 7 activités domestiques et sociales, dites illustratives.

Seules les 10 activités dites discriminantes sont utilisées pour déterminer le Gir dont relève la personne âgée. Les 7 autres activités dites illustratives sont destinées à apporter des informations complémentaires à l'évaluateur pour mieux appréhender la situation globale de la personne. La grille Aggir est intégrée à un référentiel d'évaluation qui permet de recueillir l'ensemble des informations nécessaires à l'élaboration du plan d'aide de la personne âgée.

Activités corporelles et mentales (discriminantes)
Communiquer verbalement et/ou non verbalement, agir et se comporter de façon logique et sensée par rapport aux normes admises par la société,
Se repérer dans l'espace et le temps,
Faire sa toilette,
S'habiller, se déshabiller,
Se servir et manger,
Assurer l'hygiène de l'élimination urinaire et fécale,
Se lever, se coucher, s'asseoir, passer de l'une de ces 3 positions à une autre,
Se déplacer à l'intérieur du lieu de vie,
Se déplacer en dehors du lieu de vie,
Utiliser un moyen de communication à distance (téléphone, alarme, sonnette, etc.) dans le but d'alerter en cas de besoin.

Activités domestiques et sociales (illustratives)
Préparer les repas et les conditionner pour qu'ils puissent être servis,
Gérer ses affaires, son budget et ses biens, reconnaître la valeur monétaire des pièces et des billets, se servir de l'argent et connaître la valeur des choses, effectuer les démarches administratives, remplir les formulaires,
Effectuer l'ensemble des travaux ménagers courants,
Utiliser volontairement un moyen de transport collectif ou individuel,
Acheter volontairement des biens,
Respecter l'ordonnance du médecin et gérer soi-même son traitement,
Pratiquer volontairement, seul ou en groupe, diverses activités de loisir.

Classement dans un groupe GIR

En fonction de son degré de dépendance, la personne âgée est classée dans un groupe iso-ressources (Gir). Il existe 6 Gir.

Seuls les Gir 1 à 4 ouvrent droit à l'allocation personnalisée d'autonomie.

La personne relevant des Gir 5 ou 6 peut demander une aide-ménagère ou une aide auprès de sa caisse de retraite.

Caractéristiques du demandeur en fonction du Gir auquel il est rattaché

Gir
Degrés de dépendance

Gir 1
Personne confinée au lit ou au fauteuil, dont les fonctions mentales sont gravement altérées et qui nécessite une présence indispensable et continue d'intervenants, ou personne en fin de vie.

Gir 2
Personne confinée au lit ou au fauteuil, dont les fonctions mentales ne sont pas totalement altérées et dont l'état exige une prise en charge pour la plupart des activités de la vie courante,
Ou personne dont les fonctions mentales sont altérées, mais qui est capable de se déplacer et qui nécessite une surveillance permanente.

Gir 3

Personne ayant conservé son autonomie mentale, partiellement son autonomie locomotrice, mais qui a besoin quotidiennement et plusieurs fois par jour d'une aide pour les soins corporels.

Gir 4
Personne n'assumant pas seule ses transferts, mais qui, une fois levée, peut se déplacer à l'intérieur de son logement, et qui a besoin d'aides pour la toilette et l'habillage,
Ou personne n'ayant pas de problèmes locomoteurs, mais qui doit être aidée pour les soins corporels et les repas.

Gir 5
Personne ayant seulement besoin d'une aide ponctuelle pour la toilette, la préparation des repas et le ménage.

Gir 6
Personne encore autonome pour les actes essentiels de la vie courante.

Changement de Gir

Si votre état de santé le nécessite, vous pouvez demander une réévaluation de votre situation, par courrier adressé aux services du département.

Si vous avez été classé(e) en Gir 5 ou 6 lors d'une précédente demande d'Apa, vous pouvez déposer une nouvelle demande d'allocation si votre état de santé nécessite un classement dans un autre Gir.

La pyramide de Maslow

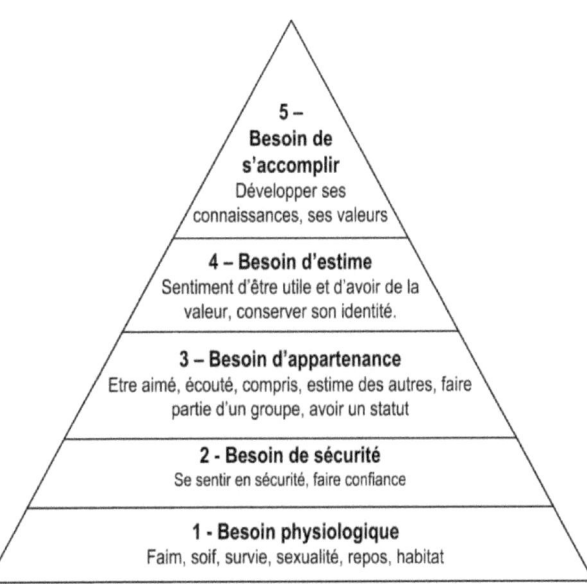

Les 14 besoins fondamentaux

de Virginia Anderson

- Le besoin de respirer : nécessité pour chaque individu de disposer d'une oxygénation cellulaire satisfaisante.
- Le besoin de boire et de manger : nécessité pour chaque individu, d'entretenir son métabolisme afin de produire de l'énergie, de construire, maintenir et réparer les tissus.
- Le besoin d'éliminer : nécessité pour chaque individu d'éliminer les déchets qui résultent du fonctionnement de l'organisme.
- Le besoin de se mouvoir et de maintenir une bonne position : nécessité pour chaque individu, d'entretenir l'intégrité et l'efficacité des systèmes biophysiologiques, de permettre la réalisation des activités sociales et de construire et maintenir l'équilibre mental.
- Le besoin de dormir et de se reposer : nécessité pour chaque individu, de prévenir et réparer la fatigue, diminuer les tensions, conserver et promouvoir l'énergie.
- Le besoin de se vêtir et de se dévêtir : nécessité pour chaque individu de se protéger et d'exprimer son identité physique, mentale et sociale.
- Le besoin de maintenir la température du corps dans les limites de la normale : nécessité pour chaque individu, d'assurer le rendement optimal des fonctions métaboliques, de maintenir les

systèmes biophysiologiques et de maintenir une sensation de chaleur corporelle satisfaisante.

- Le besoin d'être propre et de protéger ses téguments : nécessité pour chaque individu de maintenir l'intégrité de la peau, des muqueuses et des phanères, d'éliminer les germes et les souillures, et d'avoir une sensation de propreté corporelle, élément de bien-être.

- Le besoin d'éviter les dangers : nécessité pour chaque individu, de se protéger contre toute agression externe, réelle ou imaginaire et de promouvoir l'intégrité physique, l'équilibre mental et l'identité sociale.

- Le besoin de communiquer : nécessité pour chaque individu, de transmettre et de percevoir des messages cognitifs ou affectifs, conscients ou inconscients et d'établir des relations avec autrui par la transmission et la perception d'attitudes, de croyances et d'intentions.

- Le besoin de pratiquer sa religion et d'agir selon ses croyances : nécessité pour chaque individu, d'être reconnu comme sujet humain, de faire des liens entre événements passés, présents, à venir et se réapproprier sa vie, de croire en la continuité de l'homme, de chercher un sens à sa vie et s'ouvrir à la transcendance.

- Le besoin de s'occuper et de se réaliser : nécessité pour chaque individu d'exercer ses rôles, d'assumer ses responsabilités, et de s'actualiser par le développement de son potentiel.

- Le besoin de se récréer : nécessité pour chaque individu de se détendre, de se divertir et de promouvoir l'animation du corps et de l'esprit.

- Le besoin d'apprendre : nécessité pour chaque individu d'évoluer, de s'adapter, d'interagir en vue de la restauration, du maintien et de la promotion de sa santé.

Loi 2002

La loi du 2 janvier 2002 rénovant l'action sociale et médico-sociale fixe de nouvelles règles relatives aux droits des personnes.

Elle réaffirme la place prépondérante des usagers, entend promouvoir l'autonomie, la protection des personnes et l'exercice de leur citoyenneté. Une charte des droits et libertés de la personne accueillie existait certes antérieurement, évoquant le droit au respect des liens familiaux ou à l'exercice des droits civiques. Mais de nouvelles contraintes pour les établissements sont apparues : livret d'accueil décrivant l'organisation de la structure, contrat de séjour définissant les obligations réciproques, règlement de fonctionnement, conseil de la vie sociale, personne qualifiée à laquelle tout usager pourra faire appel pour faire valoir ses droits. En outre, un projet d'établissement ou de service doit pouvoir présenter les objectifs généraux poursuivis.

La Loi 2002 s'articule autour de quatre grands axes :

1. Renforcer le droit des usagers ;
2. L'élargissement des missions de l'action sociale ;
3. Mieux organiser et coordonner les différents acteurs du domaine médico-social et social ;
4. Améliorer la planification.

Cette loi rappelle, précise et organise des droits, mais avant tout, elle cherche à assurer l'accès effectif de ces droits. Pour ce faire, la loi énumère et rend obligatoire des documents, des instances, des procédures d'évaluation, des sanctions.

Les droits des usagers et la loi 2002
L'article 7 assure les droits généraux à l'usager :

- Le respect de sa dignité, de son intégrité, de sa vie privée, de son intimité et de sa sécurité ;
- Sous réserve des pouvoirs reconnus à l'autorité judiciaire et des nécessités liées à la protection des mineurs en danger, le libre choix entre les prestations adaptées qui lui sont offertes soit dans le cadre d'un service à son domicile, soit dans le cadre d'une admission au sein d'un établissement spécialisé ;
- Une prise en charge et un accompagnement individualisé de qualité favorisant son développement, son autonomie et son insertion, adaptés à son âge et à ses besoins, respectant son consentement éclairé qui doit systématiquement être recherché lorsque la personne est apte à exprimer sa volonté et à participer à la décision. À défaut, le consentement de son représentant légal doit être recherché ;
- La confidentialité des informations la concernant ;
- L'accès à toute information ou document relatif à sa prise en charge, sauf dispositions législatives contraires ;
- Une information sur ses droits fondamentaux et les protections particulières légales et contractuelles dont elle bénéficie, ainsi que sur les voies de recours à sa disposition ;

La participation directe ou avec l'aide de son représentant légal à la conception et à la mise en œuvre du projet d'accueil et d'accompagnement qui la concerne.

Les documents de la loi 2002
- Le livret d'accueil doit permettre au futur « usager » de connaître de façon précise les services mis à sa disposition.
- La charte des droits et libertés, porte sur « les principes éthiques et déontologiques » : non-discrimination, droit à une prise en charge, droit à l'information, le libre choix, droit à renoncer, droit au respect des liens familiaux, droit à la protection, droit à l'autonomie, droit à la pratique religieuse, respect de la dignité et de l'intégrité…
- Le règlement de fonctionnement définit « les droits et les obligations de la personne accueillie. Pour permettre une bonne utilité et une bonne compréhension de ce document, l'implication des usagers, surtout pour les établissements d'enfants et d'adolescents, à la rédaction de ce document pourrait être un bon moyen de responsabiliser les jeunes face à la violence.
- Le contrat de séjour « va détailler la liste et la nature des prestations offertes ainsi que leur coût prévisionnel ». L'usager doit connaître le coût de sa prise en charge, ce qui devrait permettre une plus grande transparence entre l'institution et usager.
- Le projet d'établissement va définir les objectifs de l'établissement ou du service « notamment en matière de coordination, de coopération et d'évaluation des activités et de la qualité des prestations, ainsi que les modalités d'organisation et de fonctionnement ». Il est établi pour une durée de cinq ans.

Les instances introduites par la loi 2002

La loi prévoit deux instances : un médiateur/conciliateur et le conseil de vie sociale.

- Le médiateur va permettre à la personne prise en charge dans un établissement de faire appel à une personne qualifiée pour l'aider dans différentes démarches
- Le Conseil de la Vie sociale est une instance qui va être consultée sur le contenu du règlement de fonctionnement de l'établissement par le biais de cette instance.

Les sanctions

La loi prévoit des sanctions administratives qui peuvent être : le refus d'autorisation ou de son renouvellement, la fermeture de l'établissement « lorsque la santé, la sécurité ou le bien-être physique ou moral des personnes bénéficiaires se trouvent compromis ». L'autorité ayant délivré l'autorisation peut aussi intervenir de manière préventive lorsque des infractions ou des dysfonctionnements « susceptibles d'affecter la prise en charge ou l'accompagnement des usagers ou le respect de leurs droits ». Des sanctions sont aussi possibles pour tout ce qui concerne les outils, c'est-à-dire les documents obligatoires. Mieux contrôler est un objectif important de cette loi. Cette loi prévoit aussi une protection des salariés qui auront dénoncé de mauvais traitements à la personne accueillie.

<u>L'élargissement des missions</u>
L'article 2 de cette loi s'efforce de caractériser les grands principes de l'action sociale et médico-sociale. Elle « tend à promouvoir dans un cadre interministériel, l'autonomie et la protection des personnes, la cohésion sociale, l'exercice de la citoyenneté, à prévenir les exclusions et à en corriger les effets », mais aussi à favoriser la création de nouveaux services ou établissements en prenant en compte toute variété de prise en charge, de missions…

<u>Organiser et coordonner</u>
Auparavant, il n'existait aucun lien entre le schéma départemental et les financeurs. En effet, il était possible qu'un établissement ait une autorisation quelconque sans pour autant avoir des moyens financiers nécessaires à son fonctionnement. Aucun délai dans la réalisation du projet n'était mentionné et aucune sanction n'était prévue s'il n'avait pas abouti. Aujourd'hui la loi redéfinit les schémas d'organisation sociale et médico-sociale. Elle apporte cinq innovations en matière d'autorisation :

- L'autorisation doit être compatible avec les objectifs du schéma d'organisation et répondre aux besoins déterminés par ce schéma.
- Les autorisations sont dorénavant données pour une durée fixée à 15 ans et leur renouvellement est exclusivement subordonné aux résultats de l'évaluation externe.
- Les demandes d'autorisation portant sur des établissements de même nature sont reçues au cours de périodes déterminées afin d'être examinées sans qu'il soit tenu compte de leur ordre de dépôt.

- La délivrance de l'autorisation est maintenant subordonnée à l'existence de son financement.
- L'aménagement des autorisations est tacitement acquis.

Évaluer les activités
- Le législateur avant l'évaluation veut s'assurer que les droits des usagers sont bien au centre des préoccupations des professionnels, mais il veut surtout une maîtrise des dépenses et lutter contre le déficit de la Sécurité sociale.

Loi 2005

Loi du 11 février 2005 pour l'égalité des droits et des chances

La loi n° 2005-102 pour l'égalité des droits et des chances, la participation et la citoyenneté des personnes handicapées a été votée le 11 février 2005 (Journal officiel du 12/02/2005). Cette loi se compose de 101 articles et donne lieu à la rédaction de plus de 80 textes d'application. Elle apporte de nombreux changements dont l'ampleur est conditionnée par le contenu des textes d'application et les précisions qu'ils apportent.

Présentation de la loi du 11 février 2005

La loi du 11 février 2005 est l'une des principales lois sur les droits des personnes handicapées, depuis la loi de 1975.

Les toutes premières lignes de la loi rappellent les droits fondamentaux des personnes handicapées et donnent une définition du handicap :

« Constitue un handicap, au sens de la présente loi, toute limitation d'activité ou restriction de participation à la vie en société subie dans son environnement par une personne en raison d'une altération substantielle, durable ou définitive d'une ou plusieurs fonctions physiques, sensorielles, mentales, cognitives ou psychiques, d'un polyhandicap ou d'un trouble de santé invalidant. »

Nous allons vous donner les principaux axes et avancées de cette loi, classés par thèmes :

- Accueil des personnes handicapées
- Le droit à compensation
- Les ressources
- La scolarité
- L'emploi
- L'accessibilité
- Citoyenneté et participation à la vie sociale
- Divers

Loi du 11 février 2005 pour l'égalité des droits et des chances, la participation et la citoyenneté des personnes handicapées crée une Maison départementale des personnes handicapées (MDPH) dans chaque département sous la direction du Conseil général. Celle-ci a une mission d'accueil, d'information, d'accompagnement et de conseil des personnes handicapées et de leur famille, ainsi que de sensibilisation de tous les citoyens au handicap.

Les COTOREP et CDES sont également remplacées par la Commission des droits et de l'autonomie des personnes handicapées (CDAPH) qui prend, au sein des MDPH, les décisions relatives à l'ensemble des droits de la personne.

De plus, la loi définit les missions et le fonctionnement de la Caisse nationale de solidarité pour l'autonomie (CNSA). Elle crée les PRIAC (Programme interdépartemental d'accompagnement des handicaps et de la perte d'autonomie) chargés de la gestion des crédits d'État et de l'Assurance Maladie, dédiés à la création d'établissements d'accueil et d'hébergement des personnes en situation de handicap.

La loi définit des obligations de mise aux normes d'accessibilité, notamment pour les établissements publics.

Elle a aussi instauré deux nouveaux compléments à l'Allocation Adulte Handicapé (AAH) : le complément de ressources et la majoration pour la vie autonome.

La bientraitance

Selon la Haute Autorité de la Santé (H.A.S.), la bientraitance est une démarche collective pour identifier l'accompagnement le meilleur possible pour l'usager, dans le respect de ses choix et dans l'adaptation la plus juste à ses besoins.

Pour la mettre en œuvre, l'Agence nationale de l'évaluation et de la qualité des établissements et services sociaux et médico-sociaux (ANESEM) a identifié 4 repères :

1. L'usager coauteur de son parcours ;
2. La qualité du lien entre professionnels et usagers ;
3. L'enrichissement des structures et des accompagnements grâce à toutes contributions internes et externes pertinentes ;
4. Le soutien aux professionnels dans leur démarche de bientraitance.

<u>Une recommandation cadre</u>
Le thème de la bientraitance a figuré au premier plan du programme de travail de l'Anesm pour 2008. Les recommandations développées dans ce document exposent des points d'accord sur les valeurs et perspectives de travail qui se rattachent à cette notion. La définition des principes fondamentaux de la bientraitance et de ses applications constitue le

fondement de toutes les bonnes pratiques professionnelles que l'Anesm est amenée à valider ou à élaborer. C'est pourquoi cette recommandation bénéficie du statut particulier de recommandation-cadre au regard des productions de l'Agence.

Cibles
L'ensemble des professionnels, ainsi que les organismes gestionnaires, les associations d'usagers, les usagers et leurs proches.

Source : Haute autorité de la Santé
https://www.has-sante.fr

L'A.P.A. à domicile

Article du gouvernement français publié le 17 avril 2018 « pour les personnes âgées ».

L'APA (allocation personnalisée d'autonomie) à domicile aide à payer les dépenses nécessaires pour rester vivre à domicile malgré la perte d'autonomie. L'APA est versée par le conseil départemental. La loi du 28 décembre 2015 relative à l'adaptation de la société au vieillissement a revalorisé et amélioré l'APA à domicile.

À quoi sert l'APA à domicile ?
L'APA à domicile aide à payer les dépenses nécessaires pour rester vivre à domicile malgré la perte d'autonomie. Ces dépenses sont inscrites dans un plan d'aide. Elles peuvent concerner :

Des prestations d'aide à domicile, du matériel (installation de la téléassistance, barres d'appui…), des fournitures pour l'hygiène (pour en savoir plus, consultez le dossier Incontinence : quelles aides pour financer l'achat de protections ?) du portage de repas, des travaux pour l'aménagement du logement, un accueil temporaire, à la journée ou avec hébergement, des dépenses de transport, les services rendus par un accueillant familial.
Quelles sont les conditions pour bénéficier de l'APA à domicile ?

Pour bénéficier de l'APA, il faut :

Être âgé de 60 ans ou plus, résider en France de façon stable et régulière, être en perte d'autonomie, c'est-à-dire avoir un degré de perte d'autonomie évalué comme relevant du GIR 1, 2, 3 ou 4 par une équipe de professionnels du conseil départemental.

Il n'y a pas de conditions de revenu pour bénéficier de l'APA. Si vous remplissez les conditions d'âge, de résidence et de perte d'autonomie, vous pouvez ainsi bénéficier de l'APA, quels que soient vos revenus. En revanche, le montant attribué dépend du niveau de revenus. Au-delà d'un certain niveau de revenus, une participation progressive vous sera demandée.

Comment faire la demande d'APA à domicile ?
Le dossier de demande d'APA à domicile est départemental. Il n'existe pas de dossier national unique de demande d'APA. Vous pouvez retirer le dossier de demande auprès :

Du conseil départemental, des points d'information locaux dédiés aux personnes âgées, des CCAS (centres communaux d'action sociale), des services d'aide à domicile. Des organismes de Sécurité sociale, des mutuelles.

Le dossier complété doit être adressé au président du conseil départemental avec les pièces obligatoires suivantes :

Pour les Français ou les ressortissants d'un pays membre de l'Union européenne, une photocopie au choix : du livret de famille, de la carte d'identité, du passeport, de l'extrait d'acte de naissance ;

Pour les étrangers non européens : une photocopie du titre de séjour ; une photocopie du dernier avis d'imposition ou de non-imposition sur le revenu ; le cas échéant, toute pièce justificative du patrimoine dormant (photocopie du dernier relevé de taxe foncière sur les propriétés bâties et non bâties, relevé annuel d'assurance vie…) ; un relevé d'identité bancaire (RIB) ;

Certains départements peuvent demander des pièces complémentaires comme : un certificat médical ; un justificatif d'adresse ou d'élection de domicile.

Certains conseils départementaux proposent de télécharger le dossier de demande d'APA sur leur site web. Certains proposent même de faire la demande d'APA en ligne. Pour savoir si votre département propose ces services en ligne, consultez l'annuaire des conseils départementaux.

Dans une situation d'urgence, renseignez-vous auprès de votre conseil départemental sur la procédure d'urgence mise en œuvre.
Vous pouvez faire la demande de CMI (carte mobilité inclusion) en même temps que la demande d'APA
Les CMI (carte mobilité inclusion) invalidité, priorité ou stationnement peuvent être attribuées à certains bénéficiaires de l'APA. La demande de CMI se fait par le biais du formulaire de demande d'APA à domicile lors d'une première demande.

Les personnes bénéficiaires de l'APA dont le niveau de perte d'autonomie est évalué en GIR 1 ou en GIR 2 ont automatiquement et de façon définitive la CMI invalidité et la CMI stationnement.

Une fois la demande d'APA envoyée, que se passe-t-il ?

Si vous remplissez les conditions d'âge (avoir 60 ans ou plus) et de résidence (vivre en France de façon stable et régulière) pour bénéficier de l'APA, une visite d'évaluation est organisée à votre domicile pour :

- Évaluer votre situation et vos besoins d'aide et d'accompagnement. Pour en savoir plus, consultez l'article sur « Comment les besoins sont-ils évalués ? ».
- Vérifier que vous remplissez les conditions de perte d'autonomie permettant l'attribution de l'APA, c'est-à-dire avoir un niveau de perte d'autonomie évalué en GIR 1, 2, 3 ou 4. Pour en savoir plus, consulter l'article « Comment le GIR est-il déterminé ? » échanger avec votre proche aidant afin de faire le point sur sa situation et ses besoins s'il le souhaite.

Si vous remplissez les conditions de perte d'autonomie, vous recevrez une proposition de plan d'aide quelques jours après la visite d'évaluation à votre domicile. Cette proposition de plan d'aide indique :

Le niveau de perte d'autonomie (GIR), les aides proposées : par exemple le nombre d'heures d'aide à domicile accordées, le nombre de repas portés à domicile…, le montant total de ces aides, la participation financière laissée à votre charge, s'il y en a une.

Comment l'APA à domicile est-elle calculée ?

Le montant d'APA versé par le conseil départemental est calculé en fonction : de vos revenus, du coût des aides prévues dans votre plan d'aide, de votre GIR.

L'attribution de l'APA n'est pas soumise à une condition de ressources, mais au-delà d'un certain montant de revenu qui se situe aux environs de 800 €[12] de ressources mensuelles, le bénéficiaire acquitte une participation progressive aux dépenses inscrites dans son plan d'aide.

Comment l'APA à domicile est-elle versée ?
Le premier versement est effectué le mois qui suit la décision d'attribution. En fonction de ce qui est inscrit dans votre plan d'aide, l'APA peut vous être versée :

Directement, si des interventions à domicile sont inscrites dans votre plan d'aide, l'APA peut être versée directement au service d'aide à domicile ou sous forme de CESU (chèques emploi service universel). En effet, certains conseils départementaux envoient aux bénéficiaires de l'APA un nombre de CESU correspondant au nombre d'heures d'aide à domicile prévu par le plan d'aide, si de l'accueil de jour ou de l'hébergement temporaire est inscrit dans votre plan d'aide, l'APA peut être versée directement à l'établissement d'accueil temporaire…

Les montants versés par le conseil départemental doivent être utilisés comme prévu par le plan d'aide. Le conseil départemental peut vérifier la bonne utilisation des sommes en demandant des justificatifs des dépenses (factures…). Il peut récupérer les montants non utilisés pour des dépenses prévues dans le plan d'aide.

---

[12] Cette somme est régulièrement réévaluée. Nous vous invitons à vous renseigner auprès des services de votre département afin d'obtenir le montant exact de l'aide que vous pourriez obtenir.

Comment mettre en place les interventions d'aide à domicile financées par l'APA ?

Les bénéficiaires de l'APA ont plusieurs possibilités pour mettre en place des heures d'aide à domicile. Ils peuvent :

Faire appel à un service d'aide à domicile de leur choix.
Employer directement une aide à domicile qu'ils ont choisie : on parle alors d'emploi direct.
L'utilisation de l'APA à domicile en accueil familial
Certains services prévus par le plan d'aide personnalisé APA (confection des repas, entretien du linge…) peuvent être réalisés par l'accueillant familial. L'APA peut aider à payer une partie de la rémunération de l'accueillant familial.

Quelles autres aides solliciter si vous ne remplissez pas les conditions pour l'APA ?
Si votre perte d'autonomie est évaluée comme relevant du GIR 5 ou 6, vous ne pouvez pas bénéficier de l'APA.

Toutefois, un compte rendu de la visite d'évaluation à votre domicile est rédigé et peut être communiqué à votre caisse de retraite par le département si vous êtes d'accord.

Si vous n'êtes pas éligible à l'APA, vous pouvez faire une demande d'aide à votre caisse de retraite ou à votre mairie qui peuvent accorder sous conditions des aides aux personnes âgées non éligibles à l'APA. Pour en savoir plus, consultez les articles « les aides des caisses de retraite », « les aides extralégales des mairies et des départements » et « Aides aux personnes âgées : formulaires et services en ligne ».

L'Hospitalisation À Domicile (H.A.D.)

Définition d'une HAD
Elle assure des soins non réalisables en ville, car trop complexes, trop intenses ou trop techniques, pour des personnes qui ont besoin de continuité des soins et d'une équipe de coordination pluridisciplinaire (infirmières, rééducateurs, assistante sociale, psychologue, diététicienne…) et médicalisée (il y a toujours un médecin coordonnateur en HAD).

Sans l'HAD, les personnes qu'elle accueille seraient maintenues en établissement hospitalier ; elle permet donc de raccourcir une hospitalisation en établissement, voire parfois de l'éviter complètement.

L'HAD ne doit pas être intégralement assimilée à un séjour à l'hôpital, puisqu'elle n'héberge pas la personne et n'assure ni la présence permanente ni les moyens techniques et humains qu'on y trouve. Elle intègre en revanche des préoccupations différentes : l'évaluation et l'adaptation du domicile aux besoins de soins, la prise en compte de l'environnement et de l'entourage dans les soins, la coordination avec les professionnels sanitaires et sociaux de la ville (médecins traitants, professionnels de santé libéraux, officines pharmaceutiques, services à domicile, services sociaux), ce qui en fait un dispositif unique en son genre.

Qui peut être hospitalisé à domicile ?
Toute personne dont la situation clinique le justifie et dont les conditions du domicile le permettent est

susceptible de se voir proposer une HAD. La notion de domicile est très large, puisqu'elle recouvre le domicile personnel, mais également les établissements d'hébergement collectif pour toutes populations (enfants, adolescents, adultes) : personnes âgées, personnes handicapées, personnes en situation de précarité sociale, mineurs protégés, demandeurs d'asile... Lorsque l'HAD intervient dans un établissement d'hébergement, elle met en place les conditions d'une bonne coopération avec l'équipe de la structure d'accueil.

Qui décide d'une HAD ?
Seul un médecin hospitalier ou un médecin traitant peuvent orienter une personne en HAD. L'accord du médecin traitant est nécessaire et donc toujours sollicité, car il prend, pendant le séjour en HAD, la responsabilité médicale des soins, conjointement, le cas échéant, avec des confrères spécialistes.

Établissements qui pratiquent l'HAD
Les établissements d'HAD sont de statuts variés, publics ou privés (à but commercial ou à but non lucratif), rattachés à un établissement hospitalier ou autonomes (associatifs ou mutualiste par exemple). Ils sont cependant tous considérés depuis 2009 comme des établissements de santé, et en assument toutes les obligations, notamment en matière de sécurité et de qualité, de continuité des soins et de respect des droits des patients. Ils mettent en œuvre la lutte contre les infections nosocomiales, la lutte contre la douleur, la prévention des risques. Ils sont certifiés par la haute autorité de santé (HAS) dans les mêmes conditions que les établissements hospitaliers classiques.

Peut-on choisir son établissement d'HAD ?
Les établissements d'HAD sont autorisés sur un territoire déterminé par l'Agence régionale de santé. La quasi-totalité du territoire national dispose désormais d'un établissement autorisé en HAD. À de rares exceptions près en zone urbaine, et en raison des impératifs de proximité qu'implique l'HAD, il n'est pas possible de choisir son établissement, car chaque commune relève en général d'un seul établissement autorisé.

Qu'est-ce qu'un établissement d'HAD peut faire ?
La compétence médicale et soignante d'un établissement d'HAD est en principe généraliste. Dans les faits, l'HAD réalise plus de 25 % de ses interventions en soins palliatifs et plus de 20 % en pansements complexes. Elle a également les compétences pour prendre en charge des besoins en nursing lourd, nutrition, assistance respiratoire, traitements intraveineux, etc. Des activités spécialisées ont également été développées sur certains territoires, par exemple en obstétrique, en traitement du cancer, en rééducation neurologique…

Le séjour en HAD est en principe à durée déterminée, mais cette durée est révisable selon la nature des soins requis et l'évolution de l'état de santé de la personne. Certains séjours peuvent donc être très courts et d'autres très longs.

Détail des modes de prises en charge principaux

Déroulement d'une admission en HAD
Avant toute admission en HAD, une évaluation de la situation est réalisée par l'équipe de coordination de l'HAD, qui se rend toujours au domicile pour

confirmer la faisabilité de la prise en charge et fixer les conditions matérielles et les compétences requises par le projet de soins de la personne. Le matériel et les fournitures nécessaires sont livrés au domicile par l'établissement d'HAD ou par un prestataire extérieur auquel il fait appel ; les matériels nécessitent parfois un réaménagement provisoire des lieux, par exemple en cas d'installation d'un lit médicalisé.

Organisation des soins en HAD

Les protocoles de soins sont validés par le médecin coordonnateur de l'HAD, planifiés par l'équipe de coordination soignante et portés à la connaissance de la personne soignée et de son entourage, avec qui un dialogue approfondi est engagé au sujet des conditions d'intervention (nature de soins, horaires des soins, conditions d'approvisionnement et d'administration des traitements, prévention et gestion des risques…). Dans la mesure du possible, l'organisation des soins prend en considération les souhaits et contraintes personnelles des patients et de leur entourage.

Pour la réalisation des soins, le fonctionnement de l'HAD est différent suivant les établissements. Le personnel de l'équipe de coordination est toujours salarié de l'établissement d'HAD. Ce n'est en revanche pas forcément le cas des professionnels qui viennent effectuer les soins au domicile (infirmières, kinésithérapeutes…), qui peuvent être libéraux, et même déjà connus de la personne soignée.

Selon les cas, les produits pharmaceutiques peuvent être livrés par la propre pharmacie de l'HAD (comme à l'hôpital) ou par un pharmacien d'officine en ville. En cas d'urgence, l'établissement d'HAD met à disposition de la personne et de son entourage un protocole d'alerte. A minima, une permanence téléphonique infirmière permet de prendre contact avec l'établissement d'HAD 7 jours/7 et 24 heures/24. Certains établissements d'HAD, mais pas tous, offrent la possibilité d'un déplacement d'infirmière à domicile la nuit. Quand ce n'est pas le cas, l'infirmière jointe au téléphone organise, si nécessaire, l'intervention des secours.

Fin d'une HAD

Dans la majorité des cas (près de 60 % des séjours), la personne soignée reste à son domicile. Si elle a toujours besoin de soins, mais plus de soins hospitaliers, le relais est organisé par l'HAD pour une prise en charge sous une autre forme : services de soins infirmiers à domicile, professionnels libéraux...

Les situations prises en charge en HAD sont lourdes, et il peut arriver, ce n'est pas rare (en moyenne environ une fois sur cinq), que l'état de santé s'aggrave et qu'un séjour en établissement soit à nouveau nécessaire. Le transfert est alors géré par l'HAD en coopération avec la structure concernée.

Parfois aussi, l'HAD prend fin en raison du décès de la personne (moins de 9 % des séjours). Cela s'explique notamment par le fait que plus de 25 % des journées réalisées en HAD sont relatives à des soins palliatifs délivrés à des personnes qui, le plus souvent, souhaitent décéder chez elles.

Coût d'une HAD

Une HAD est prise en charge par les organismes d'assurance maladie et les mutuelles dans les mêmes conditions qu'une hospitalisation classique, à l'exception du forfait hospitalier qui n'est pas du par la personne puisqu'elle est soignée chez elle.

Les établissements d'HAD facturent leurs prestations à l'assurance maladie conformément à la tarification à l'activité qui leur est appliquée depuis 2005, les tarifs étant fixés chaque année par le ministre de la Santé. Ces tarifs tiennent compte de la nature des soins prodigués, de la complexité de la situation clinique, de l'état de dépendance de la personne accueillie, de la durée de sa prise charge et de l'évolution de son état de santé au cours du séjour.

HAD : et demain ?

Un comité de pilotage a été mis en place en 2012 pour travailler aux conditions du développement de l'HAD. Sa première mission a visé la redéfinition d'un positionnement stratégique de l'HAD, qui a fait l'objet d'une circulaire en date du 4 décembre 2013 relative au développement de l'HAD et à son positionnement (cf. espace documentaire ci-dessous).

Aussi, l'État s'est engagé dans la promotion du développement de l'HAD, clairement repositionnée en substitution à l'hospitalisation en établissement (ex. : chimiothérapie ; soins palliatifs ; transfusion sanguine) au niveau le plus exigeant des soins à domicile. Un objectif seuil de taux de recours à atteindre pour 2018 est fixé à 30-35 patients pris en charge par jour pour 100 000 habitants (ce seuil était de 18,5 patients par jour en 2014), ce qui correspond au doublement de l'activité globale constatée en 2011, sachant que les efforts à produire sont inégaux selon les régions.

Ces objectifs impliquent une évolution de l'ensemble de l'offre sanitaire :

- Des établissements d'HAD eux-mêmes qui devront s'engager dans les évolutions indispensables en termes de structuration, de taille critique, de réactivité, de professionnalisation, etc.
- Des établissements de santé assurant l'hospitalisation avec hébergement, principaux prescripteurs de l'HAD, qui devront intégrer l'HAD plus souvent, y compris sur de nouveaux segments d'activité, ou de façon plus précoce dans les parcours des patients
- Des professionnels libéraux qui devront répondre de façon coordonnée à l'ensemble des demandes qui ne nécessitent pas la compétence de l'HAD, et apprendre à prescrire un recours à l'HAD quand un passage par les établissements d'hospitalisation n'est pas nécessaire.

Plan national 2015-2018 pour le développement des soins palliatifs et l'accompagnement en fin de vie : la place de l'HAD confortée.

Une des conclusions du plan 2008-2012 appelait au développement des soins palliatifs au domicile. Le présent plan entend y répondre dans son troisième axe d'intervention, en intensifiant le soutien aux professionnels et aux aidants.

Pour les professionnels, il s'agira de mettre en action plusieurs dispositions d'organisation, de soutien et de recours, à partir notamment des dispositifs prévus par le projet de loi de modernisation de notre système de santé en cours d'adoption : plateformes territoriales d'appui, équipes de soins primaires, communautés professionnelles territoriales de santé, etc.

Pour les aidants, les dispositifs de soutien financier ainsi que les nouvelles formes de bénévolat et de solidarité seront encouragés.